专科护理规范与临床护理实践

杜中艳　吕　晶　张怡萍　刘攀攀　李秋英　主编

中国出版集团有限公司

世界图书出版公司
西安　北京　上海　广州

图书在版编目（CIP）数据

专科护理规范与临床护理实践/杜中艳等主编.—西安：世界图书出版西安有限公司，2023.9
ISBN 978-7-5232-0846-5

Ⅰ.①专… Ⅱ.①杜… Ⅲ.①护理学 Ⅳ.①R47

中国国家版本馆CIP数据核字（2023）第189409号

书　　名	**专科护理规范与临床护理实践** ZHUANKE HULI GUIFAN YU LINCHUANG HULI SHIJIAN
主　　编	杜中艳　吕　晶　张怡萍　刘攀攀　李秋英
责任编辑	杨　莉
装帧设计	济南睿诚文化发展有限公司
出版发行	**世界图书出版西安有限公司**
地　　址	西安市雁塔区曲江新区汇新路355号
邮　　编	710061
电　　话	029-87214941　029-87233647（市场营销部） 029-87234767（总编室）
经　　销	全国各地新华书店
印　　刷	山东麦德森文化传媒有限公司
开　　本	787mm×1092mm　1/16
印　　张	10.5
字　　数	205千字
版次印次	2023年9月第1版　2023年9月第1次印刷
国际书号	ISBN 978-7-5232-0846-5
定　　价	128.00元

编委会

◎ 主　编

杜中艳　吕　晶　张怡萍　刘攀攀

李秋英

◎ 副主编

宋凤艳　张喜英　宋　芳　杜培香

袁　慧　郭　瑛　张学美

◎ 编　委（按姓氏笔画排序）

王瑞芬（莘县中医医院）

吕　晶（山东省菏泽市第三人民医院）

任喜喜（河南科技大学第一附属医院）

刘攀攀（聊城市人民医院）

杜中艳（济宁市第一人民医院）

杜培香（滕州市财贸医院）

李秋英（山东省菏泽市第三人民医院）

宋　芳（新疆医科大学第三临床医学院附属肿瘤医院）

宋凤艳（山东省无棣县信阳镇卫生院）

张怡萍（聊城市人民医院）

张学美（滨州市妇幼保健院）

张喜英（惠民县魏集镇卫生院）

袁　慧（溧阳市人民医院）

郭　瑛（武安市中医院）

FOREWORD

前言

护理工作是整个医疗卫生工作的重要组成部分，护理质量的好坏不仅直接影响患者在看病就医过程中的体验和感受，而且关系到医院甚至整个医疗行业的服务面貌。随着社会经济的飞速发展和物质文化生活的不断提高，人们对护理的依赖日益明显。加之现代化科学技术的应用，逐步推动着护理学向快速、精细和高效能方向发展，护理工作已从治病扩展到防病保健，护理人员也开始走出医院迈向社会，逐步参与到临终关怀、老年护理、康复保健、家庭护理及社区护理等领域，传统的护理知识与技术的临床应用已不能满足现代临床护理的需求。为此，我们特组织了一批长期工作在临床一线的护理人员，他们参考大量文献资料编写了本书。

本书首先简单介绍了临床护理工作者必备的护理技能，如静脉输液、机械吸痰法、导尿术等；然后将重点放在临床常见疾病上，不仅具体介绍了临床常见疾病的护理内容，还对每种疾病的病因病理、临床表现、辅助检查、诊断等进行了简单叙述，旨在使护理工作者全面、系统地了解疾病的相关知识，以便于其更好地为患者服务。本书兼顾科学性、指导性和实用性，内容涵盖全面，贴合临床实际，对规范临床护理工作、指导护理教学活动有一定的积极作用，适合广大临床护理工作者和医学院校护理专业学生阅读使用。

本书由多人执笔，编者的编写经验较少、风格不一，加之时间仓促、篇幅有限，虽已经反复校对、多次修改，但难免会存在疏漏之处，敬请广大读者批评指正，以期再版修订时进一步完善，更好地为大家服务。

《专科护理规范与临床护理实践》编委会

2023 年 1 月

CONTENTS

目录

第一章　基础护理操作技术

第一节　静 脉 输 液

一、准备

(一)仪表

着装整洁，佩戴胸牌，洗手，戴口罩。

(二)用物

注射盘内放干棉球缸、一次性输液器、网套、止血带、橡皮小枕、一次性垫巾、弯盘、0.75％碘酊、棉签、胶布、启盖器、药液瓶外贴输液标签(上写患者姓名、床号、输液药品、剂量、用法、日期、时间、输液架)。

二、操作步骤

(1)根据医嘱备齐用物，携至床旁查对床号、姓名、剂量、用法、时间、药液瓶和面貌，并摇动药瓶对光检查。

(2)做好解释工作，询问大小便，备胶布。

(3)开启铝盖中心部分(如备物时加完药可省去)套网套，消毒瓶塞中心及瓶颈，挂于输液架上，检查输液器并打开，插入瓶塞至针头根部。

(4)排气，排液 3～5 mL 至弯盘内。

(5)选择血管、置小枕及垫巾，扎止血带、消毒皮肤，待干。

(6)再次查对床号、姓名、剂量、用法、时间、药液瓶和面貌。

(7)再次检查空气是否排尽，夹紧，穿刺时左手绷紧皮肤并用拇指固定静脉，见回血，松止血带及螺旋夹。

(8)胶布固定，干棉球遮盖针眼，调节滴速，开始15分钟应慢，无异常调节至正常速度。

(9)交代注意事项，整理床及用物。

(10)爱护体贴患者，协助卧舒适体位。

(11)洗手、消毒用物。

三、临床应用

(一)静脉输液注意事项

(1)严格执行无菌操作和查对制度。

(2)根据病情需要，有计划地安排轮流顺序，如需加入药物，应合理安排，以尽快达到输液目的，注意配伍禁忌。

(3)需长期输液者，要注意保护和合理使用静脉，一般从远端小静脉开始。

(4)输液前应排尽输液管及针头内空气，药液滴尽前要按需及时更换溶液瓶或拔针，严防造成空气栓塞。

(5)输液过程中应加强巡视，耐心听取患者的主诉，严密观察注射部位皮肤有无肿胀，针头有无脱出，阻塞或移位，针头和输液器衔接是否紧密，输液管有无扭曲受压，输液滴速是否适宜，以及输液瓶内溶液量等，及时记录在输液卡或护理记录单上。

(6)需24小时连续输液者，应每天更换输液器。

(7)颈外静脉穿刺置管，如硅胶管内有回血，须及时用稀释肝素溶液冲注，以免硅胶管被血块堵塞；如遇输液不畅，须注意是否存在硅胶管弯曲或滑出血管外等情况。

(二)常见输液反应及防治

1.发热反应

(1)减慢滴注速度或停止输液，及时与医师联系。

(2)对症处理，寒战时适当增加盖被或用热水袋保暖，高热时给予物理降温。

(3)按医嘱给抗过敏药物或激素治疗。

(4)保留余液和输液器，必要时送检验室做细菌培养。

(5)严格检查药液质量、输液用具的包装及灭菌有效期等,防止致热物质进入体内。

2.循环负荷过重(肺水肿)

(1)立即停止输液,及时与医师联系,积极配合抢救,安慰患者,使患者有安全感和信任感。

(2)为患者安置端坐位,使其两腿下垂,以减少静脉回流,减轻心脏负担。

(3)加压给氧,可使肺泡内压力升高,减少肺泡内毛细血管渗出液的产生,同时给予20%～30%乙醇湿化吸氧。因乙醇能降低肺泡内泡沫的表面张力,使泡沫破裂消散,从而改善肺部气体交换,迅速缓解缺氧症状。

(4)按医嘱给用镇静剂、扩血管药物和强心剂如洋地黄等。

(5)必要时进行四肢轮流结扎,即用止血带或血压计袖带做适当加压,以阻断静脉血流,但动脉血流仍通畅。每隔5～10分钟轮流放松一侧肢体的止血带,可有效地减少静脉回心血量,待症状缓解后,逐步解除止血带。

(6)严格控制输液滴速和输液量,对有心、肺疾病者,以及老年人、儿童尤应慎重。

3.静脉炎

(1)严格执行无菌操作,对血管壁有刺激性的药物应充分稀释后应用,并防止药物溢出血管外。同时,要有计划地更换注射部位,以保护静脉。

(2)患肢抬高并制动,局部用95%乙醇或50%硫酸镁行热湿敷。

(3)理疗。

(4)如合并感染,根据医嘱给予抗生素治疗。

4.空气栓塞

(1)立即停止输液,及时通知医师,积极配合抢救,安慰患者,以减轻恐惧感。

(2)立即为患者置左侧卧位(可使肺的位置低于右心室,气泡侧向上漂移到右心室,避开肺动脉口)和头低足高位(在吸气时可增加胸内压力,以减少空气进入静脉。由于心脏搏动将空气混成泡沫,分次小量进入肺动脉内)。

(3)氧气吸入。

(4)输液前排尽输液管内空气,输液过程中密切观察,加压输液或输血时应专人守护,以防止空气栓塞发生。

第二节　机械吸痰法

一、目的

清除呼吸道分泌物，保持呼吸道通畅，预防并发症发生。适用于排痰无力、痰液黏稠、意识不清、危重、老年体弱及身体各脏器衰竭者。可通过患者口腔、鼻腔、气管插管或气管切开处进行负压吸引。

二、准备

（一）用物准备

治疗盘外：电动吸引器或中心吸引器包括马达、偏心轮、气体过滤器、压力表、安全瓶、贮液瓶、开口器、舌钳、压舌板、电源插座等。

治疗盘内：带盖缸 2 只（1 只盛消毒一次性吸痰管若干根、1 只盛有消毒液的盐水瓶）、消毒玻璃接管、治疗碗 2 个（1 只内盛无菌生理盐水、1 只内盛消毒液用于消毒玻璃接管）、弯盘、消毒纱布、无菌弯血管钳一把、消毒镊子一把、棉签一包、液状石蜡、冰硼散等，急救箱 1 个备用。

（二）患者、护理人员及环境准备

患者取舒适体位，稳定情绪，了解吸痰目的、方法、注意事项及配合要点。护理人员应衣帽整齐，修剪指甲，洗手，戴口罩。环境安静、整洁、光线、温湿度适宜。

三、操作步骤

（1）携用物至病床旁，接通电源，打开开关，调节负压，检查吸引器性能。

（2）检查患者口腔（昏迷患者可借助压舌板及开口器）、鼻腔，有无义齿，如有应先取下活动义齿，患者头部转向一侧，面向操作者。

（3）连接吸痰管，先吸少量生理盐水。用于检查吸痰管是否通畅，并润滑吸痰管前端。

（4）一手反折吸痰管末端，另一手持无菌弯血管钳或无菌镊子夹取吸痰管前端，插入口咽部10～15 cm（过深可触及支气管处，易堵塞呼吸道）后，放松吸痰管末端，先吸口咽部分泌物，再吸气管内分泌物。吸痰时采取上下左右旋转向上提

吸痰管的方法，有利于呼吸道分泌物吸出，避免损伤呼吸道黏膜。每次吸引时间少于 15 秒，防止缺氧。

(5)吸痰管拔出后，用生理盐水抽吸。防止分泌物堵塞吸痰管。

(6)观察患者呼吸道是否畅通及面部、呼吸、心率、血压等情况及吸出液的色、质、量。

(7)协助患者擦净面部分泌物，整理床单位，取舒适体位。

(8)处理用物，吸痰管玻璃接头清洁后，放入盛有消毒液的治疗碗中浸泡，或清洁后，置低温消毒箱内消毒备用。

(9)洗手，观察并记录治疗效果与反应。

四、注意事项

(1)严格无菌操作，吸痰管应即吸即弃。

(2)吸痰动作应轻柔，以防呼吸道黏膜损伤。

(3)痰液黏稠者可配合叩击、雾化吸入，提高治疗效果。

(4)储液瓶内的液体不得超过 2/3。

(5)每次吸痰时间不超过 15 秒，以免缺氧。

(6)两次吸痰间隔不少于 30 分钟。

(7)气管隆嵴处不宜反复刺激，避免引起咳嗽反射。

第三节 导 尿 术

一、目的

(1)为尿潴留患者解除痛苦；使尿失禁患者保持会阴清洁干燥。

(2)收集无菌尿标本，做细菌培养。

(3)避免盆腔手术时误伤膀胱，为危重、休克患者正确记录尿量，测尿比重提供依据。

(4)检查膀胱功能，测膀胱容量、压力及残余尿量。

(5)鉴别尿闭和尿潴留，以明确肾功能不全或排尿功能障碍。

(6)诊断及治疗膀胱和尿道的疾病，如进行膀胱造影或对膀胱肿瘤患者进行化疗等。

二、准备

(一)物品准备

治疗盘内:橡皮圈 1 个,别针 1 枚,备皮用物 1 套,一次性无菌导尿包一套(治疗碗两个、弯盘、双腔气囊导尿管根据年龄选不同型号尿管,弯血管钳一把、镊子一把、小药杯内置棉球若干个,液状石蜡棉球瓶一个,洞巾一块),弯盘一个,一次性手套一双,治疗碗一个(内盛棉球若干个),弯血管钳一把、镊子两把、无菌手套一双,常用消毒溶液如 0.1%苯扎溴铵(新洁尔灭)、0.1%氯己定等,无菌持物钳及容器一套,男患者导尿另备无菌纱布 2 块。

治疗盘外:小橡胶单和治疗巾一套(或一次性治疗巾),便盆及便盆巾。

(二)患者、护理人员及环境准备

患者了解导尿目的、方法、注意事项及配合要点。取仰卧屈膝位,调整情绪,指导或协助患者清洗外阴,备便盆。护理人员应衣帽整齐,修剪指甲,洗手,戴口罩。环境安静、整洁、光线、温湿度适宜,关闭门窗,备屏风或隔帘。

三、评估

(1)评估患者病情、治疗情况、意识、心理状态及合作度。

(2)患者排尿功能异常的程度,膀胱充盈度及会阴部皮肤、黏膜的完整性。

(3)向患者解释导尿的目的、方法、注意事项及配合要点。

四、操作步骤

将用物推至患者处,核对患者床号、姓名,向患者解释导尿的目的、方法、注意事项及配合要点。消除患者紧张和窘迫的心理,以取得合作。

(1)用屏风或隔帘遮挡患者,保护患者的隐私,使患者精神放松。

(2)帮助患者清洗外阴部,减少逆行尿路感染的机会。

(3)检查导尿包的日期,是否严密干燥,确保物品无菌性,防止尿路感染。

(4)根据男女性尿道解剖特点执行不同的导尿术。

(一)男性患者导尿术操作步骤

(1)操作者位于患者右侧,帮助患者取仰卧屈膝位,脱去对侧裤腿,盖在近侧腿上,对侧下肢和上身用盖被盖好,两腿略外展,暴露外阴部。

(2)将一次性橡胶单和治疗巾垫于患者臀下,弯盘放于患者臀部,治疗碗内盛棉球若干个。

(3)左手戴手套,用纱布裹住阴茎前 1/3,将阴茎提起,另一手持镊子夹消毒棉球按顺序消毒,阴茎后 2/3 部-阴阜-阴囊暴露面。

(4)用无菌纱布包裹消毒过的阴茎后 2/3 部-阴阜-阴囊暴露面,消毒阴茎前 1/3,并将包皮向后推,换另一把镊子夹消毒棉球消毒尿道口,向外螺旋式擦拭龟头-冠状沟-尿道口数次,包皮和冠状沟易藏污,应彻底消毒,预防感染。污棉球置于弯盘内移至床尾。

(5)在患者两腿间打开无菌导尿包,用持物钳夹浸消毒液的棉球于药杯内。

(6)戴无菌手套,铺洞巾,使洞巾与包布内面形成无菌区域。嘱患者勿移动肢体保持体位,以免污染无菌区。

(7)按操作顺序排列好用物,用镊子取液状石蜡棉球,润滑导尿管前端。

(8)左手用纱布裹住阴茎并提起,使之与腹壁呈 60°,使耻骨前弯消失,便于插管。将包皮向后推,右手用镊子夹取浸消毒液的棉球,按顺序消毒尿道口、螺旋消毒龟头、冠状沟、尿道口数遍,每个棉球只可用一次,禁止重复使用,确保消毒部位不受污染,污棉球置于弯盘内,右手将弯盘移至靠近床尾无菌区域边沿,便于操作。

(9)左手固定阴茎,右手将治疗碗置于洞巾口旁,男性尿道长而且又有 3 个狭窄处,当插管受阻时,应稍停片刻嘱患者深呼吸,减轻尿道括约肌紧张,再徐徐插入导尿管,切忌用力过猛而损伤尿道。

(10)用另一只血管钳夹持导尿管前端,对准尿道口轻轻插入 20～22 cm,见尿液流出后,再插入约 2 cm,将尿液引流入治疗碗(第一次放尿不超过 1 000 mL,防止大量放尿,腹腔内压力急剧下降,血液大量滞留腹腔血管内,血压下降虚脱及膀胱内压突然降低,导致膀胱黏膜急剧充血,发生血尿)。

(11)治疗碗内尿液盛 2/3 满后,可用血管钳夹住导尿管末端,将尿液导入便器内,再打开导尿管继续放尿。注意询问患者的感觉,观察患者的反应。

(12)导尿毕,夹住导尿管末端,轻轻拔出导尿管,避免损伤尿道黏膜。撤下洞巾,擦净外阴,脱去手套置弯盘内,撤出臀部一次性橡胶单和治疗巾置治疗车下层。协助患者穿好裤子,整理床单位。

(13)整理用物。

(14)洗手,记录。

(二)女性患者导尿术操作步骤

(1)操作者位于患者右侧,帮助患者取仰卧屈膝位,脱去对侧裤腿,盖在近侧腿上,对侧下肢和上身用盖被盖好,两腿略外展,暴露外阴部。

(2)将一次性橡胶单和治疗巾垫于患者臀下,弯盘放于患者臀部,治疗碗内盛棉球若干个。

(3)左手戴手套,右手持血管钳夹取消毒棉球做外阴初步消毒,按由外向内,自上而下,依次消毒阴阜、两侧大阴唇。

(4)左手分开大阴唇,换另一把镊子按顺序消毒大小阴唇之间-小阴唇-尿道口-自尿道口至肛门,减少逆行感染的机会。污棉球置于弯盘内,消毒完毕,脱下手套置于治疗碗内,污物放置治疗车下层。

(5)在患者两腿间打开无菌导尿包,用持物钳夹浸消毒液的棉球于药杯内。

(6)戴无菌手套,铺洞巾,使洞巾与包布内面形成无菌区域。嘱患者勿移动肢体保持体位,以免污染无菌区。

(7)按操作顺序排列好用物,用镊子取液状石蜡棉球,润滑导尿管前端。

(8)左手拇指、食指分开并固定小阴唇,右手持弯持物钳夹取消毒棉球,按由内向外,自上而下顺序消毒尿道口、两侧小阴唇、尿道口,尿道口处要重复消毒一次,污棉球及弯血管钳置于弯盘内,右手将弯盘移至靠近床尾无菌区域边沿,便于操作。

(9)右手将无菌治疗碗移至洞巾旁,嘱患者张口呼吸,用另一只弯血管钳夹持导尿管对准导尿口轻轻插入尿道 4～6 cm,见尿液后再插入 1～2 cm。

(10)左手松开小阴唇,下移固定导尿管,将尿液引入治疗碗。注意询问患者的感觉,观察患者的反应。

(11)导尿毕,夹住导管末端,轻轻拔出导尿管,避免损伤尿道黏膜。撤下洞巾,擦净外阴,脱去手套置弯盘内,撤出臀部一次性橡胶单和治疗巾置治疗车下层。协助患者穿好裤子,整理床单位。

(12)整理用物。

(13)洗手,记录。

五、注意事项

(1)向患者及其家属解释留置导尿管的目的和护理方法,使其认识到预防泌尿道感染的重要性,并主动参与护理。

(2)保持引流通畅,避免导尿管扭曲堵塞,造成引流不畅。

(3)防止泌尿系统逆行感染。

(4)患者每天摄入足够的液体,每天尿量维持在 2 000 mL 以上,达到自然冲洗尿路的目的,以减少尿路感染和结石的发生。

(5)保持尿道口清洁,女患者用消毒棉球擦拭外阴及尿道口,如分泌物过多,可用0.02%高锰酸钾溶液冲洗,再用消毒棉球擦拭外阴及尿道口。男患者用消毒棉球擦拭尿道口、阴茎头及包皮,1~2次/天。

(6)每周定时更换集尿袋1次,定时排空集尿袋,并记录尿量。

(7)每月定时更换导尿管1次。

(8)采用间歇性夹管方式,训练膀胱反射功能。关闭导尿管,每4小时开放1次,使膀胱定时充盈和排空,促进膀胱功能的回复。

(9)离床活动时,应用胶布将导尿管远端固定在大腿上,集尿袋不得超过膀胱高度,防止尿液逆流。

(10)协助患者更换体位,倾听患者主诉,并观察尿液性状、颜色和量,尿常规每周检查一次,若发现尿液混浊、沉淀、有结晶,应做膀胱冲洗。

第四节 膀胱冲洗术

一、目的

(1)对留置导尿管的患者,保持其尿液引流通畅。

(2)清除膀胱内的血凝块、黏液、细菌等异物,预防感染的发生。

(3)治疗某些膀胱疾病,如膀胱炎、膀胱肿瘤。

二、准备

(一)用物准备

治疗盘(消毒物品)1套、无菌膀胱冲洗装置1套、冲洗液按医嘱备、弯血管钳1把、输液调节器1个、必要时备启瓶器、输液架各1个。

(二)患者、护理人员及环境准备

患者了解膀胱冲洗目的、方法、注意事项及配合要点。护理人员应衣帽整齐,修剪指甲,洗手,戴口罩。环境安静、整洁、光线、温湿度适宜,关闭门窗。

三、操作步骤

(1)准备物品和冲洗溶液(生理盐水、0.02%呋喃西林溶液、3%硼酸溶液、

0.2%氯己定溶液、0.1%新霉素溶液、0.1%雷夫奴尔溶液、2.5%醋酸等)，仔细检查冲洗液有无浑浊、沉淀或絮状物；备齐用物，携至患者床边。

(2)核对患者床号、姓名，向患者解释操作目的和过程。

(3)按医嘱取冲洗液，冬季冲洗液应加温至 38～40 ℃，以防低温刺激膀胱，常规消毒瓶塞，打开膀胱冲洗装置，将冲洗导管针头插入瓶塞，严格执行无菌操作技术，将冲洗液瓶倒挂于输液架上，瓶内液面距床面 60 cm，以便产生一定的压力使液体能够顺利滴入膀胱，排气后用弯血管钳夹导管。

(4)打开引流管夹子，排空膀胱，降低膀胱内压，便于冲洗液顺利滴入膀胱。

(5)夹闭引流管，开放冲洗管，使溶液滴入膀胱，调节滴速，滴速一般为每分钟 60～80 滴，以免患者尿意强烈，膀胱收缩，迫使冲洗液从导尿管侧溢出尿道外。

(6)待患者有尿意或滴入溶液 200～300 mL 后，夹闭冲洗管，放开引流管，将冲洗液全部引流出来后，再夹闭引流管。

(7)按需要量，如此反复冲洗，一般每天冲洗 2 次，每次 500～1 000 mL，冲洗过程中，经常询问患者感受，观察患者反应及引流液性状。

(8)冲洗完毕，取下冲洗管，清洁外阴部，固定好导尿管。

(9)协助患者取舒适卧位，整理床单位，清理物品。

(10)洗手记录冲洗液名称、冲洗量、引流量、引流液性质，冲洗过程中患者的反应。

四、注意事项

(1)严格遵医嘱并根据病情准备冲洗液。

(2)根据膀胱冲洗“微温、低压、少量、多次”的原则进行冲洗。

(3)保持冲洗管及引流管的无菌，冲洗过程中注意无菌原则。

(4)冲洗过程若患者出现不适或有出血情况，应立即停止冲洗，并与医师联系。

(5)如滴入治疗用药，须在膀胱内保留 30 分钟后再引流出体外，有利于药液与膀胱内液充分接触，并保持有效浓度。

(6)冲洗时不宜按压膀胱。

第五节 灌 肠 术

一、目的

(1)刺激肠蠕动,软化和清除粪便,排出肠内积气,减轻腹胀。

(2)清洁肠道,为手术、检查和分娩做准备。

(3)稀释和清除肠道内有害物质,减轻中毒。

(4)为高热患者降温。

根据灌肠的目的不同分为保留灌肠和不保留灌肠。不保留灌肠按灌入液体量不同,分大量不保留灌肠和小量不保留灌肠(小量不保留灌肠适用于危重患者、老年体弱、小儿、孕妇等)。

二、准备

(一)物品准备

治疗盘内备:通便剂按医嘱备、一次性手套一双、剪刀(用开塞露时)1 把,弯盘一个,卫生纸、纱布 1 块。

治疗盘外备:温开水(用肥皂栓时)适量、屏风、便盆、便盆布 1 个。

(二)患者、护理人员及环境准备

患者了解通便目的、方法、注意事项及配合要点。取侧卧屈膝位,调整情绪,指导或协助患者清洗肛周,备便盆。护理人员应衣帽整齐,修剪指甲,洗手,戴口罩。环境安静、整洁、光线、温湿度适宜,关闭门窗,备屏风或隔帘,保护患者隐私,消除紧张、恐惧心理,取得合作。

三、评估

(1)评估患者病情、治疗情况、意识、心理状态及合作度。

(2)评估患者的腹胀情况、肛周皮肤、黏膜的完整性。

四、操作步骤

(1)关闭门窗,用屏风遮挡患者,保护患者隐私。

(2)条件许可患者可帮助其取左侧卧位,双腿屈曲,背向操作者,暴露肛门,便于操作。

(3)患者臀部移至床沿，臀下铺一次性尿垫，保持床单位清洁，便器放置在床旁。

(4)将弯盘置于臀部旁，用血管钳关闭灌肠筒胶管倒灌肠液于筒内，悬挂灌肠筒于输液架上，灌肠筒内液面与肛门距离不超过 30 cm。

(5)将玻璃接头一头连接肛管，另一头连接灌肠筒胶管。

(6)戴一次性手套，一手分开肛门，暴露肛门口，嘱患者张口呼吸，使患者放松便于插管，另一手将肛管轻轻旋转插入肛门，沿着直肠壁进入直肠 7～10 cm。

(7)固定肛管，打开血管钳，缓缓注入灌肠液，速度不可过快过猛，以防刺激肠黏膜，出现排便。

(8)用血管钳关闭灌肠筒胶管，一手持卫生纸紧贴肛周下沿，防止灌肠液流出，另一手将肛管轻轻拔出，置弯盘内。

(9)擦净肛周，协助患者取舒适卧位，灌肠液在体内保留 10～20 分钟再排便。充分软化粪便，提高灌肠效果。

(10)清理用物。

(11)协助患者排便，整理床单位。洗手、记录。

五、注意事项

(1)灌肠液温度控制在 38 ℃，温度过高损伤肠黏膜，温度过低可引起肠痉挛。

(2)灌肠如遇患者有便意、腹胀时，嘱患者做深呼吸，让灌肠液在体内尽量保留 10～20 分钟后再排便。

(3)消化道出血、急腹症、妊娠、严重心血管疾病患者禁忌灌肠。

六、相关护理方法

(一)人工取便术

(1)条件许可患者可帮助其取左侧卧位，双腿屈曲，背向操作者，暴露肛门，便于操作。

(2)患者臀下铺一次性尿垫保持床单位清洁，便器放置在床旁。

(3)戴一次性手套，在右手示指端倒 1～2 mL 的 2%利多卡因，插入肛门停留 5 分钟，利多卡因对肛管和直肠起麻醉作用，能减少刺激，减轻疼痛。

(4)嘱患者张口呼吸，轻轻旋转插入肛门，沿着直肠壁进入直肠。

(5)手指轻轻摩擦，松弛粪块，取出粪块，放入便器，重复数次，直至取净，动作轻柔，避免损伤肠黏膜或引起肛周水肿。

(6)取便过程中注意观察患者的生命体征和反应，如发现面色苍白、出汗、疲惫等表现，应暂停，休息片刻，若患者心率明显改变，应立即停止操作。

(7)操作结束，清洗肛门和臀部并擦干，病情许可时可行热水坐浴，促进局部血液循环，减轻疼痛防止病原微生物传播。

(8)整理消毒用物，洗手并做记录。

(9)注意事项：有肛门黏膜溃疡、肛裂及肛门剧烈疼痛者禁用此法。

(二)便秘的护理

(1)正确引导，安排合理膳食结构。

(2)协助患者适当增加运动量。

(3)养成良好的排便习惯。

(4)腹部进行环形按摩，通过按摩腹部，刺激肠蠕动，促进排便。方法：用右手或双手叠压稍微按压腹部，自右下腹盲肠部开始，依结肠蠕动方向，经升结肠、横结肠、降结肠、乙状结肠做环形按摩，或在乙状结肠部，由近心端向远心端做环形按摩，每次 5～10 分钟，每天 2 次。可由护士操作或指导患者自己进行。

(5)遵医嘱给予口服缓泻药物，禁忌长期使用，产生依赖性而失去正常的排便功能。

(6)简便通便术包括通便剂通便术和人工取便术。是患者及家属经过护士指导，可自行完成的一种简单易行、经济有效的护理技术。常用通便剂有开塞露(由 50%的甘油或少量山梨醇制成，装于塑料胶壳内的一种溶剂)、甘油栓(由甘油和硬脂酸制成，为无色透明或半透明栓剂，呈圆锥形，密封于塑料袋内的，需冷藏储存)、肥皂栓(将普通肥皂削成底部直径 1 cm，长 3～4 cm 的圆锥形栓剂)，它们具有吸收水分、软化粪便、润滑肠壁、刺激肠蠕动的作用。人工取便术是用手指插入直肠，破碎并取出嵌顿粪便的方法，常用于粪便嵌塞的患者采用灌肠等通便术无效时，解除患者的痛苦。

第二章　呼吸内科护理

第一节　急性呼吸道感染

急性呼吸道感染通常包括急性上呼吸道感染和急性气管-支气管炎。急性上呼吸道感染是鼻腔、咽或喉部急性炎症的总称。常见病原体为病毒，仅有少数由细菌引起。本病全年皆可发病，但冬春季节多发，具有一定的传染性，有时引起严重的并发症，应积极防治。急性气管-支气管炎是指感染、物理、化学、过敏等因素引起的气管-支气管黏膜的急性炎症。可由急性上呼吸道感染蔓延而来。多见于寒冷季节或气候多变时或气候突变时。

一、护理评估

(一)病因及发病机制

1.急性上呼吸道感染

急性上呼吸道感染有70%～80%由病毒引起。其中主要包括流感病毒、副流感病毒、呼吸道合胞病毒、腺病毒、鼻病毒等。由于感染病毒类型较多，又无交叉免疫，人体产生的免疫力较弱且短暂，同时在健康人群中有病毒携带者，故一个人可有多次发病。细菌感染占20%～30%，可直接或继病毒感染之后发生，以溶血性链球菌最为多见，其次为流感嗜血杆菌、肺炎球菌和葡萄球菌等。偶见革兰阴性杆菌。当全身或呼吸道局部防御功能降低时，尤其是年老体弱或有慢性呼吸道疾病者更易患病，原先存在于上呼吸道或外界侵入的病毒和细菌迅速繁殖，引起本病。通过含有病毒的飞沫或被污染的用具传播，引起发病。

2.急性气管-支气管炎

(1)感染:由病毒、细菌直接感染,或急性上呼吸道病毒(如腺病毒、流感病毒)、细菌(如流感嗜血杆菌、肺炎链球菌)感染迁延而来,也可在病毒感染后继发细菌感染。亦可为衣原体和支原体感染。

(2)物理、化学性因素:过冷空气、粉尘、刺激性气体或烟雾的吸入使气管-支气管黏膜受到急性刺激和损伤,引起本病。

(3)变态反应:花粉、有机粉尘、真菌孢子等的吸入以及对细菌蛋白质过敏等,均可引起气管-支气管的变态反应。寄生虫(如钩虫、蛔虫的幼虫)移行至肺,也可致病。

(二)健康史

有无受凉、淋雨、过度疲劳等使机体抵抗力降低等情况,应注意询问本次起病情况,既往健康情况,有无呼吸道慢性疾病史等。

(三)身体状况

1.急性上呼吸道感染

急性上呼吸道感染主要症状和体征个体差异大,根据病因不同可有不同类型,各型症状、体征之间无明显界定,也可互相转化。

(1)普通感冒:又称急性鼻炎或上呼吸道卡他,以鼻咽部卡他症状为主要表现,俗称“伤风”。成人多为鼻病毒所致,起病较急,初期有咽干、咽痒或咽痛,同时或数小时后有打喷嚏、鼻塞、流清水样鼻涕,2～3天后分泌物变稠,伴咽鼓管炎可引起听力减退,伴流泪、味觉迟钝、声嘶、少量咳嗽、低热不适、轻度畏寒和头痛。检查可见鼻腔黏膜充血、水肿、有分泌物,咽部轻度充血。如无并发症,一般经5～7天痊愈。

流行性感冒(简称流感)则由流感病毒引起,起病急,鼻咽部症状较轻,但全身症状较重,伴高热、全身酸痛和眼结膜炎症状。而且常有较大或大范围的流行。

流行性感冒应及早应用抗流感病毒药物:起病1～2天内应用抗流感病毒药物治疗,才能取得最佳疗效。目前抗流感病毒药物包括离子通道 M_2 阻滞剂和神经氨酸酶抑制剂两类。离子通道 M_2 阻滞剂:包括金刚烷胺和金刚乙胺,主要是对甲型流感病毒有效。金刚烷胺类药物是治疗甲型流感的首选药物,有效率达70%～90%。金刚烷胺的不良反应有神经质、焦虑、注意力不集中和轻微头痛等中枢神经系统不良反应,一般在用药后几小时出现,金刚乙胺的不良反应较小。胃肠道反应主要为恶心和呕吐，停药后可迅速消失。肾功能不全的患者需要调整金刚烷胺的剂量，对于老年人或肾功能不全者需要密切监测不良反应。神经氨酸酶抑制剂：奥司他韦(商品名达菲)，作用机制是通过干扰病毒神经氨酸酶保守的唾液酸结合位点，从而抑制病毒的复制，对 A(包括 H5N1)和 B 不同亚型流感病毒均有效。奥司他韦成人每次口服75 mg，每天 2 次，连服5 天，但须在症状出现 2 天内开始用药。奥司他韦不良反应少，一般为恶心、呕吐等消化道症状，也有腹痛、头痛、头晕、失眠、咳嗽、乏力等不良反应的报道。

(2)病毒性咽炎和喉炎：临床特征为咽部发痒、不适和灼热感、声嘶、讲话困难、咳嗽、咳嗽时咽喉疼痛，无痰或痰呈黏液性，有发热和乏力，伴有咽下疼痛时，常提示有链球菌感染，体检发现咽部明显充血和水肿、局部淋巴结肿大且触痛，提示流感病毒和腺病毒感染，腺病毒咽炎可伴有眼结膜炎。

(3)疱疹性咽峡炎：主要由柯萨奇病毒 A 引起，夏季好发。有明显咽痛、常伴有发热，病程约一周。体检可见咽充血，软腭、腭垂、咽和扁桃体表面有灰白色疱疹及浅表溃疡，周围有红晕。多见儿童，偶见于成人。

(4)咽结膜热：常为柯萨奇病毒、腺病毒等引起。夏季好发，游泳传播为主，儿童多见。表现为发热、咽痛、畏光、流泪、咽及结膜明显充血。病程 4～6 天。

(5)细菌性咽-扁桃体炎多由溶血性链球菌感染所致，其次为流感嗜血杆菌、肺炎球菌、葡萄球菌等引起。起病急，咽痛明显、伴畏寒、发热，体温超过 39 ℃。检查可见咽部明显充血，扁桃体充血肿大，其表面有黄色点状渗出物，颌下淋巴结肿大伴压痛，肺部无异常体征。

本病如不及时治疗可并发急性鼻窦炎、中耳炎、急性气管-支气管炎。部分患者可继发病毒性心肌炎、肾炎、风湿热等。

2.急性气管-支气管炎

急性气管-支气管炎起病较急，常先有急性上呼吸道感染的症状，继之出现干咳或少量黏液性痰，随后可转为黏液脓性或脓性痰液，痰量增多，咳嗽加剧，偶可痰中带血。全身症状一般较轻，可有发热，38 ℃左右，多于 3～5 天后消退。咳嗽、咳痰为最常见的症状，常为阵发性咳嗽，咳嗽、咳痰可延续 2～3 周才消失，如迁延不愈，则可演变为慢性支气管炎。呼吸音常正常或增粗，两肺可听到散在干、湿性啰音。

(四)实验室及其他检查

1.血常规检查

病毒感染者白细胞计数正常或偏低，淋巴细胞比例升高；细菌感染者白细胞计数和中性粒细胞计数增高，可有核左移现象。

2.病原学检查

可做病毒分离和病毒抗原的血清学检查，确定病毒类型，以区别病毒和细菌感染。细菌培养及药物敏感试验，可判断细菌类型，并可指导临床用药。

3.X线检查

胸部X线多无异常改变。

二、主要护理诊断及医护合作性问题

(一)舒适的改变

鼻塞、流涕、咽痛、头痛与病毒和(或)细菌感染有关。

(二)潜在并发症

鼻窦炎、中耳炎、心肌炎、肾炎、风湿性关节炎。

三、护理目标

患者躯体不适缓解，日常生活不受影响；体温恢复正常；呼吸道通畅；睡眠改善；无并发症发生或并发症被及时控制。

四、护理措施

(一)一般护理

注意隔离患者，减少探视，避免交叉感染。患者咳嗽或打喷嚏时应避免对着他人。患者使用的餐具、痰盂等用具应按规定消毒，或用一次性器具，回收后焚烧弃去。多饮水，补充足够的热量，给予清淡易消化、高热量、丰富维生素、富含营养的食物。避免刺激性食物，戒烟、酒。患者以休息为主，特别是在发热期间。部分患者往往因剧烈咳嗽而影响正常的睡眠，可给患者提供容易入睡的休息环境，保持病室适宜温度、相对湿度和空气流通。保证周围环境安静，关闭门窗。指导患者运用促进睡眠的方式，如睡前泡脚、听音乐等。必要时可遵医嘱给予镇咳、祛痰或镇静药物。

(二)病情观察

关注疾病流行情况、鼻咽部发生的症状、体征及血常规和X线胸片改变。注意并发症，如耳痛、耳鸣、听力减退、外耳道流脓等提示中耳炎；如头痛剧烈、发热、伴脓涕、鼻窦有压痛等提示鼻窦炎；如在恢复期出现胸闷、心悸、眼睑水肿、腰酸和关节痛等提示心肌炎、肾炎或风湿性关节炎，应及时就诊。

(三)对症护理

1.高热护理

体温超过 37.5 ℃,应每 4 小时测体温 1 次,观察体温过高的早期症状和体征,体温突然升高或骤降时,应随时测量和记录,并及时报告医师。体温>39 ℃时,要采取物理降温。降温效果不好可遵照医嘱选用适当的解热剂进行降温。患者出汗后应及时处理,保持皮肤的清洁和干燥,并注意保暖。鼓励多饮水。

2.保持呼吸道通畅

清除气管、支气管内分泌物,减少痰液在气管、支气管内的聚积。指导患者采取舒适的体位进行有效咳嗽。观察咳痰情况,如痰液较多且黏稠,可嘱患者多饮水,或遵照医嘱给予雾化吸入治疗,以湿润气道、利于痰液排出。

(四)用药护理

1.对症治疗

选用抗感冒复合剂或中成药减轻发热、头痛,减少鼻、咽充血和分泌物,如对乙酰氨基酚、银翘解毒片等。干咳者可选用右美沙芬、喷托维林等;咳嗽有痰可选用复方氯化铵合剂、溴己新,或雾化祛痰。咽痛者可含服喉片或草珊瑚片等。气喘者可用平喘药,如特布他林、氨茶碱等。

2.抗病毒药物

早期应用抗病毒药有一定疗效,可选用利巴韦林、奥司他韦、金刚烷胺、吗啉胍和抗病毒中成药等。

3.抗菌药物

如有细菌感染,最好根据药物敏感试验选择有效抗菌药物治疗,常可选用大环内酯类、青霉素类、氟喹诺酮类及头孢菌素类。

根据医嘱选用药物,告知患者药物的作用、可能发生的不良反应和服药的注意事项,如按时服药;应用抗生素者,注意观察有无迟发变态反应发生;对于应用解热镇痛药者注意避免大量出汗引起虚脱等。发现异常及时就诊等。

(五)心理护理

急性呼吸道感染预后良好,多数患者于一周内康复,仅少数患者可因咳嗽迁延不愈而发展为慢性支气管炎,患者一般无明显心理负担。但如果咳嗽较剧烈,加之伴有发热,可能会影响患者的休息、睡眠,进而影响工作和学习,个别患者产生急于缓解咳嗽等症状的焦虑情绪。护理人员应与患者进行耐心、细致的沟通,通过对病情的客观评价,解除患者的心理顾虑,建立治疗疾病的信心。

(六)健康指导

1.疾病知识指导

帮助患者和家属掌握急性呼吸道感染的诱发因素及本病的相关知识,避免受凉、过度疲劳,注意保暖;外出时可戴口罩,避免寒冷空气对气管、支气管的刺激。积极预防和治疗上呼吸道感染,症状改变或加重时应及时就诊。

2.生活指导

平时应加强耐寒锻炼,增强体质,提高机体免疫力。有规律生活,避免过度劳累。室内空气保持新鲜、阳光充足。少去人群密集的公共场所。戒烟、酒。

五、护理评价

患者舒适度改善;睡眠质量提高;未发生并发症或发生后被及时控制。

第二节 支气管扩张

支气管扩张是指直径>2 mm的支气管由于管壁的肌肉和弹性组织破坏引起的慢性异常扩张。临床特点为慢性咳嗽、咳大量脓性痰和(或)反复咯血。患者常有童年麻疹、百日咳或支气管肺炎等病史。随着人民生活条件的改善,麻疹、百日咳疫苗的预防接种,以及抗生素的应用,本病发病率已明显降低。

一、病因及发病机制

(一)支气管-肺组织感染和支气管阻塞

支气管-肺组织感染和支气管阻塞是支气管扩张的主要病因。感染和阻塞症状相互影响,促使支气管扩张的发生和发展。其中婴幼儿期支气管—肺组织感染是最常见的病因,如婴幼儿麻疹、百日咳、支气管肺炎等。

由于儿童支气管较细,易阻塞,且管壁薄弱,反复感染破坏支气管壁各层结构,尤其是平滑肌和弹性纤维的破坏削弱了对管壁的支撑作用。支气管炎使支气管黏膜充血、水肿、分泌物阻塞管腔,导致引流不畅而加重感染。支气管内膜结核、肿瘤、异物引起管腔狭窄、阻塞,也是导致支气管扩张的原因之一。由于左下叶支气管细长,且受心脏血管压迫引流不畅,容易发生感染,故支气管扩张左下叶比右下叶多见。肺结核引起的支气管扩张多发生在上叶。

(二)支气管先天性发育缺陷和遗传因素

此类支气管扩张较少见,如巨大气管-支气管症、Kartagener 综合征(支气管扩张、鼻窦炎和内脏转位)、肺囊性纤维化、先天性丙种球蛋白缺乏症等。

(三)全身性疾病

目前已发现类风湿关节炎、克罗恩病、溃疡性结肠炎、系统性红斑狼疮、支气管哮喘等疾病可同时伴有支气管扩张;有些不明原因的支气管扩张患者,其体液免疫和(或)细胞免疫功能有不同程度的异常,提示支气管扩张可能与机体免疫功能失调有关。

二、临床表现

(一)症状

1.慢性咳嗽、大量脓痰

痰量与体位变化有关。晨起或夜间卧床改变体位时,咳嗽加剧、痰量增多。痰量多少可估计病情严重程度。感染急性发作时,痰量明显增多,每天可达数百毫升,外观呈黄绿色脓性痰,痰液静置后出现分层的特征:上层为泡沫;中层为脓性黏液;下层为坏死组织沉淀物。合并厌氧菌感染时痰有臭味。

2.反复咯血

50%～70%的患者有程度不等的反复咯血,咯血量与病情严重程度和病变范围不完全一致。大量咯血最主要的危险是窒息,应紧急处理。部分发生于上叶的支气管扩张,引流较好,痰量不多或无痰,以反复咯血为唯一症状,称为“干性支气管扩张”。

3.反复肺部感染

其特点是同一肺段反复发生肺炎并迁延不愈。

4.慢性感染中毒症状

反复感染者可出现发热、乏力、食欲缺乏、消瘦、贫血等,儿童可影响发育。

(二)体征

早期或干性支气管扩张多无明显体征,病变重或继发感染时在下胸部、背部常可闻及局限性、固定性湿啰音,有时可闻及哮鸣音;部分慢性患者伴有杵状指(趾)。

三、辅助检查

(一)胸部X线检查

早期无异常或仅见患侧肺纹理增多、增粗现象。典型表现是轨道征和卷发样阴影,感染时阴影内出现液平面。

(二)胸部CT检查

管壁增厚的柱状扩张或成串成簇的囊状改变。

(三)纤维支气管镜检查

有助于发现患者出血的部位,鉴别腔内异物、肿瘤或其他支气管阻塞原因。

四、诊断要点

根据患者有慢性咳嗽、大量脓痰、反复咯血的典型临床特征,以及肺部闻及固定而局限性的湿啰音,结合儿童时期有诱发支气管扩张的呼吸道病史,一般可作出初步临床诊断。胸部影像学检查和纤维支气管镜检查可进一步明确诊断。

五、治疗要点

治疗原则是保持呼吸道引流通畅,控制感染,处理咯血,必要时手术治疗。

(一)保持呼吸道通畅

1.药物治疗

祛痰药及支气管舒张药具有稀释痰液、促进排痰作用。

2.体位引流

对痰多且黏稠者作用尤其重要。

3.经纤维支气管镜吸痰

若体位引流排痰效果不理想,可经纤维支气管镜吸痰及生理盐水冲洗痰液,也可局部注入抗生素。

(二)控制感染

控制感染是支气管扩张急性感染期的主要治疗措施。应根据症状、体征、痰液性状,必要时参考细菌培养及药物敏感试验结果选用抗菌药物。

(三)手术治疗

对反复呼吸道急性感染或大咯血,病变局限在一叶或一侧肺组织,经药物治疗无效,全身状况良好的患者,可考虑手术切除病变肺段或肺叶。

六、常用护理诊断

(一)清理呼吸道无效

咳嗽、大量脓痰、肺部湿啰音与痰液黏稠和无效咳嗽有关。

(二)有窒息的危险

危险与痰多、痰液黏稠或大咯血造成气道阻塞有关。

(三)营养失调

乏力、消瘦、贫血、发育迟缓与反复感染导致机体消耗增加以及患者食欲缺乏、营养物质摄入不足有关。

(四)恐惧

精神紧张、面色苍白、出冷汗与突然或反复大咯血有关。

七、护理措施

(一)一般护理

1.休息与环境

急性感染或咯血时应卧床休息,大咯血患者需绝对卧床,取患侧卧位。病室内保持空气流通,维持适宜的温湿度,注意保暖。

2.饮食护理

提供高热量、高蛋白、高维生素饮食,发热患者给予高热量流质或半流质饮食,避免冰冷、油腻、辛辣食物诱发咳嗽。鼓励患者多饮水,每天 1 500 mL 以上,以稀释痰液。指导患者在咳痰后及进食前后用清水或漱口液漱口,保持口腔清洁,促进食欲。

(二)病情观察

观察痰液量、颜色、性质、气味和与体位的关系,记录 24 小时痰液排出量;定期测量生命体征,记录咯血量,观察咯血的颜色、性质及量;病情严重者需观察有无窒息前症状,发现窒息先兆,立即向医师汇报并配合处理。

(三)对症护理

1.促进排痰

(1)指导有效咳嗽和正确的排痰方法。

(2)采取体位引流者需依据病变部位选择引流体位,使病肺居上,引流支气管开口向下,利于痰液流出。一般于饭前 1 小时进行。引流时可配合胸部叩击,提高引流效果。

(3)必要时遵医嘱选用祛痰剂或β_2受体激动剂喷雾吸入，扩张支气管、促进排痰。

2.预防窒息

(1)痰液排出困难者，鼓励多饮水或雾化吸入，协助患者翻身、拍背或体位引流，以促进痰液排出，减少窒息发生的危险。

(2)密切观察患者的表情、神志、生命体征，观察并记录痰液的颜色、量与性质，及时发现和判断患者有无发生窒息的可能。如患者突然出现烦躁不安、神志不清，面色苍白或发绀、出冷汗、呼吸急促、咽喉部明显的痰鸣音，应警惕窒息的发生，并及时通知医师。

(3)对意识障碍、年老体弱、咳嗽咳痰无力、咽喉部明显的痰鸣音、神志不清者、突然大量呕吐物涌出等高危患者，立即做好抢救准备，如迅速备好吸引器、气管插管或气管切开等用物，积极配合抢救工作。

(四)心理护理

病程较长，咳嗽、咳痰、咯血反复发作或逐渐加重时，患者易产生焦虑、沮丧情绪。护士应多与其交谈，讲明支气管扩张反复发作的原因及治疗进展，帮助患者树立战胜疾病的信心，缓解焦虑不安情绪。咯血时医护人员应陪伴、安慰患者，帮助情绪稳定，避免因情绪波动加重出血。

(五)健康教育

1.疾病知识指导

帮助患者及家属了解疾病发生、发展与治疗、护理过程。与其共同制定长期防治计划。宣传防治百日咳、麻疹、支气管肺炎、肺结核等呼吸道感染的重要性；及时治疗上呼吸道慢性病灶；避免受凉，预防感冒；戒烟、减少刺激性气体吸入，防止病情恶化。

2.生活指导

讲明加强营养对机体康复的作用，使患者能主动摄取必需的营养素，以增强机体抗病能力。鼓励患者参加体育锻炼，建立良好的生活习惯，劳逸结合，以维护心、肺功能状态。

3.用药指导

向患者介绍常用药物的用法和注意事项，观察疗效及不良反应。指导患者及家属学习和掌握有效咳嗽、胸部叩击、雾化吸入和体位引流的方法，以利于长期坚持,控制病情的发展;了解抗生素的作用、用法和不良反应。

4.自我监测指导

定期复查。嘱患者按医嘱服药,教患者学会观察药物的不良反应。教会患者识别病情变化的征象,观察痰液量、颜色、性质、气味和与体位的关系,并记录24小时痰液排出量。如有咯血,窒息先兆,立即前往医院就诊。

第三节　支气管哮喘

支气管哮喘是一种慢性气管炎症性疾病,其支气管壁存在以肥大细胞、嗜酸性粒细胞和T细胞为主的炎性细胞浸润,可经治疗缓解或自然缓解。本病多发于青少年,儿童多于成人,城市多于农村。近年的流行病学显示,哮喘的发病率或病死率均有所增加,我国哮喘发病率为1%~2%。支气管哮喘的病因较为复杂,大多在遗传因素的基础上,受到体内外多种因素激发而发病,并反复发作。

一、临床表现

(一)症状和体征

典型的支气管哮喘,发作前多有鼻痒、打喷嚏、流涕、咳嗽、胸闷等先兆症状,进而出现呼气性的呼吸困难伴喘鸣,患者被迫呈端坐呼吸,咳嗽、咳痰。发作持续几十分钟至数小时后自行或经治疗缓解。此为速发性哮喘反应。迟发性哮喘反应时,患者气管呈持续高反应性状态,上述表现更为明显,较难控制。

少数患者可出现哮喘重度或危重度发作,表现为重度呼气性呼吸困难、焦虑,烦躁、端坐呼吸、大汗淋漓、嗜睡或意识模糊,经应用一般支气管扩张药物不能缓解。此类患者不及时救治,可危及生命。

(二)辅助检查

1.血液检查

嗜酸性粒细胞、血清总免疫球蛋白E(IgE)及特异性免疫球蛋白E计数均可增高。

2.胸部X线检查

哮喘发作期由于肺脏充气过度,肺部透亮度增高,合并感染时可见肺纹理增多及炎症阴影。

3.肺功能检查

哮喘发作期有关呼气流速的各项指标，如第一秒用力呼气容积（FEV_1）、最大呼气流速峰值（PEF）等均降低。

二、治疗原则

本病的防治原则是去除病因，控制发作和预防发作。控制发作应根据患者发作的轻重程度，抓住解痉、抗炎两个主要环节，迅速控制症状。

（一）解痉

哮喘轻、中度发作时，常用氨茶碱稀释后静脉注射或加入液体中静脉滴注。根据病情吸入或口服β_2-受体激动剂。常用的β_2受体激动剂气雾吸入剂有特布他林、沙丁胺醇等。

哮喘重度发作时，应及早静脉给予足量氨茶碱及琥珀酸氢化可的松或甲泼尼龙琥珀酸钠，待病情得到控制后再逐渐减量，改为口服泼尼松龙，或根据病情吸入糖皮质激素，应注意不宜骤然停药，以免复发。

（二）抗感染

肺部感染的患者，应根据细菌培养及药敏结果选择应用有效抗生素。

（三）稳定内环境

及时纠正水、电解质及酸碱失衡。

（四）保证气管通畅

痰多而黏稠不易咳出或有严重缺氧及二氧化碳潴留者，应及时行气管插管吸出痰液，必要时行机械通气。

三、护理

（一）一般护理

（1）将患者安置在清洁、安静、空气新鲜、阳光充足的房间，避免接触变应原，如花粉、皮毛、油烟等。护理操作时防止灰尘飞扬。喷洒灭蚊蝇剂或某些消毒剂时要转移患者。

（2）患者哮喘发作呼吸困难时应给予适宜的靠背架或过床桌，让患者伏桌而坐，以帮助呼吸，减少疲劳。

（3）给予营养丰富的易消化的饮食，多食蔬菜、水果，多饮水。同时注意保持大便通畅，减少因用力排便所致的疲劳。严禁食用与患者发病有关的食物，如鱼、虾、蟹等，并协助患者寻找变应原。

(4)危重期患者应保持皮肤清洁干燥，定时翻身，防止褥疮发生。因大剂量使用糖皮质激素，应做好口腔护理，防止发生口腔炎。

(5)哮喘重度发作时，由于大汗淋漓，呼吸困难甚至有窒息感，所以患者极度紧张、烦躁、疲倦。要耐心安慰患者，及时满足患者需求，缓解紧张情绪。

(二)观察要点

1.观察哮喘发作先兆

如患者主诉有鼻、咽、眼部发痒及咳嗽、流鼻涕等黏膜过敏症状时，应及时报告医师采取措施，减轻发作症状，尽快控制病情。

2.观察药物毒副作用

氨茶碱 0.25 g 加入 25%～50%葡萄糖注射液 20 mL 中静脉推注，时间至少要在 5 分钟以上，因浓度过高或推注过快可使心肌过度兴奋而产生心悸、惊厥、血压骤降等严重反应。使用时要现配现用，静脉滴注时，不宜和维生素 C、促皮质激素、去甲肾上腺素、四环素类等配伍。糖皮质激素类药物久用可引起钠潴留、血钾降低、消化道溃疡病、高血压、糖尿病、骨质疏松、停药反跳等，须加强观察。

3.根据患者缺氧情况调整氧流量

一般为 3～5 L/min。保持气体充分湿化，氧气湿化瓶每天更换、消毒，防止医源性感染。

4.观察痰液黏稠度

哮喘发作患者由于过度通气，出汗过多，因而身体丢失水分增多，致使痰液黏稠形成痰栓，阻塞小支气管，导致呼吸不畅，感染难以控制。应通过静脉补液和饮水补足水分和电解质。

5.严密观察有无并发症

如自发性气胸、肺不张、脱水、酸碱失衡、电解质紊乱、呼吸衰竭、肺性脑病等并发症。监测动脉血气、生化指标，如发现异常需及时对症处理。

6.注意呼吸频率、深浅幅度和节律

重度发作患者喘鸣音减弱乃至消失，呼吸变浅，神志改变，常提示病情危急，应及时处理。

（三）家庭护理

1.增强体质，积极防治感染

平时注意增加营养，根据病情做适量体力活动，如散步、做简易操、打太极拳等，以提高机体免疫力。当感染发生时应及时就诊。

2.注意防寒避暑

寒冷可引起支气管痉挛，分泌物增加，同时感冒易致支气管及肺部感染。因此，冬季应适当提高居室温度，秋季进行耐寒锻炼防治感冒，夏季避免大汗，防止痰液过稠不易咳出。

3.尽量避免接触变应原

患者应戒烟，尽量避免到人员众多、空气污浊的公共场所。保持居室空气清新，室内可安装空气净化器。

4.防止呼吸肌疲劳

坚持进行呼吸锻炼。

5.稳定情绪

一旦哮喘发作，应控制情绪，保持镇静，及时吸入支气管扩张气雾剂。

6.家庭氧疗

又称缓解期氧疗，对于患者的病情控制，存活期的延长和生活质量的提高有着重要意义。家庭氧疗时应注意氧流量的调节，严禁烟火，防止火灾。

7.缓解期处理

哮喘缓解期的防治非常重要，对于防止哮喘发作及恶化，维持正常肺功能，提高生活质量，保持正常活动量等均具有重要意义。哮喘缓解期患者，应坚持吸入糖皮质激素，可有效控制哮喘发作，吸入色甘酸钠和口服酮替酚亦有一定的预防哮喘发作的作用。

第四节　慢性支气管炎

慢性支气管炎是由于感染或非感染因素引起气管、支气管黏膜及其周围组织的慢性非特异性炎症。临床以咳嗽、咳痰或伴有喘息反复发作为特征，每年持续 3 个月以上，且连续 2 年以上。

一、病因和发病机制

慢性支气管炎的病因极为复杂，迄今尚有许多因素还不够明确，往往是多种因素长期相互作用的综合结果。

(一)感染

病毒、支原体和细菌感染是本病急性发作的主要原因。病毒感染以流感病毒、鼻病毒、腺病毒和呼吸道合胞病毒常见；细菌感染以肺炎链球菌、流感嗜血杆菌和卡他莫拉菌及葡萄球菌常见。

(二)大气污染

化学气体如氯气、二氧化氮、二氧化硫等刺激性烟雾，空气中的粉尘等均可刺激支气管黏膜，使呼吸道清除功能受损，为细菌入侵创造条件。

(三)吸烟

吸烟为本病发病的主要因素。吸烟时间的长短与吸烟量决定发病率的高低，吸烟者的患病率较不吸烟者高 2～8 倍。

(四)过敏因素

喘息型支气管患者，多有过敏史。患者痰中嗜酸性粒细胞和组胺的含量及血中 IgE 明显高于正常。此类患者实际上应属慢性支气管炎合并哮喘。

(五)其他因素

气候变化，特别是寒冷空气对慢支的病情加重有密切关系。自主神经功能失调，副交感神经功能亢进，老年人肾上腺皮质功能减退，慢性支气管炎的发病率增加。维生素 C 缺乏，维生素 A 缺乏，易患慢性支气管炎。

二、临床表现

(一)症状

患者常在寒冷季节发病，出现咳嗽、咳痰，尤以晨起显著，白天多于夜间。病毒感染痰液为白色黏液泡沫状，继发细菌感染，痰液转为黄色或黄绿色黏液脓性，偶可带血。慢性支气管炎反复发作后，支气管黏膜的迷走神经感受器反应性增高，副交感神经功能亢进，可出现过敏现象而发生喘息。

(二)体征

早期多无体征。急性发作期可有肺底部闻及干、湿性啰音。喘息型支气管炎在咳嗽或深吸气后可闻及哮鸣音，发作时，有广泛哮鸣音。

（三）并发症

（1）阻塞性肺气肿：为慢性支气管炎最常见的并发症。

（2）支气管肺炎：慢性支气管炎蔓延至支气管周围肺组织中，患者表现寒战、发热、咳嗽加剧、痰量增多且呈脓性；白细胞总数及中性粒细胞增多；X线胸片显示双下肺野有斑点状或小片阴影。

（3）支气管扩张症。

三、诊断

（一）辅助检查

1.血常规检查

白细胞总数及中性粒细胞数可升高。

2.胸部X线

单纯型慢性支气管炎，X线片检查阴性或仅见双下肺纹理增多、增粗、模糊、呈条索状或网状。继发感染时为支气管周围炎症改变，表现为不规则斑点状阴影，重叠于肺纹理之上。

3.肺功能检查

早期病变多在小气道，常规肺功能检查多无异常。

（二）诊断要点

凡咳嗽、咳痰或伴有喘息，每年发作持续3个月，连续2年或2年以上者，并排除其他心、肺疾病（如肺结核、肺尘埃沉着病、支气管哮喘、支气管扩张症、肺癌、肺脓肿、心脏病、心功能不全等）及慢性鼻咽疾病后，即可诊断。如每年发病不足3个月，但有明确的客观检查依据（如胸部X线片、肺功能等）亦可诊断。

（三）鉴别诊断

1.支气管扩张

多于儿童或青年期发病，常继发于麻疹、肺炎或百日咳后，并有咳嗽、咳痰反复发作的病史，合并感染时痰量增多，并呈脓性或伴有发热，病程中常反复咯血。在肺下部周围可闻及不易消散的湿性啰音。晚期重症患者可出现杵状指（趾）。胸部X线上可见双肺下野纹理粗乱或呈卷发状。薄层高分辨CT（HRCT）检查有助于确诊。

2.肺结核

活动性肺结核患者多有午后低热、消瘦、乏力、盗汗等中毒症状。咳嗽痰量不多，常有咯血。老年肺结核的中毒症状多不明显，常被慢性支气管炎的症状所掩盖而误诊。胸部 X 线上可发现结核病灶，部分患者痰结核菌检查可获阳性。

3.支气管哮喘

支气管哮喘常为特质性患者或有过敏性疾病家族史的患者，多于幼年发病。一般无慢性咳嗽、咳痰史。哮喘多突然发作，且有季节性，血和痰中嗜酸性粒细胞常增多，治疗后可迅速缓解。发作时双肺布满哮鸣音，呼气延长，缓解后可消失，且无症状，但气道反应性仍增高。慢性支气管炎合并哮喘的患者，病史中咳嗽、咳痰多发生在喘息之前，迁延不愈较长时间后伴有喘息，且咳嗽、咳痰的症状多较喘息更为突出，平喘药物疗效不如哮喘等可资鉴别。

4.肺癌

肺癌多发生于 40 岁以上男性，并有多年吸烟史的患者，刺激性咳嗽常伴痰中带血和胸痛。X 线胸片检查肺部常有块影或反复发作的阻塞性肺炎。痰脱落细胞及支气管镜等检查，可明确诊断。

5.慢性肺间质纤维化

慢性咳嗽，咳少量黏液性非脓性痰，进行性呼吸困难，双肺底可闻及爆裂音(Velcro 啰音)，严重者发绀并有杵状指。胸部 X 线检查见中下肺野及肺周边部纹理增多紊乱呈网状结构，其间见弥漫性细小斑点阴影。肺功能检查呈限制性通气功能障碍，弥散功能降低，PaO_2 下降。肺活检是确诊的手段。

四、治疗

(一)急性发作期及慢性迁延期的治疗

以控制感染、祛痰、镇咳为主，同时解痉平喘。

1.抗感染药物

及时、有效、足量，感染控制后及时停用，以免产生细菌耐药或二重感染。一般患者可按常见致病菌用药。可选用青霉素 G 80 万 U 肌内注射；复方磺胺甲噁唑(SMZ)，每次 2 片，2 次/天；阿莫西林 2～4 g/d，分 3～4 次口服；氨苄西林 2～4 g/d，分 4 次口服；头孢氨苄 2～4 g/d 或头孢拉定 1～2 g/d，分 4 次口服；头孢呋辛 2 g/d 或头孢克洛 0.5～1 g/d，分 2～3 次口服。亦可选择新一代大环内酯类抗生素，如罗红霉素，0.3 g/d，分 2 次口服。抗菌治疗疗程一般为 7～10 天，反复感染病例可适当延长。严重感染时，可选用氨苄西林、环丙沙星、氧氟沙星、阿米卡星、奈替米星或头孢菌素类联合静脉滴注给药。

2.祛痰镇咳药

刺激性干咳者不宜单用镇咳药物，否则痰液不易咳出。可给盐酸溴环已胺醇 30 mg 或羧甲基半胱氨酸 500 mg，3 次/天口服。乙酰半胱氨酸及氯化铵甘草合剂均有一定的疗效。α-糜蛋白酶雾化吸入亦有消炎祛痰的作用。

3.解痉平喘

解痉平喘主要为解除支气管痉挛，利于痰液排出。常用药物为氨茶碱 0.1～0.2 g，每 8 小时口服 1 次；丙卡特罗 50 mg，2 次/天；特布他林 2.5 mg，2～3 次/天。慢性支气管炎有可逆性气道阻塞者应常规应用支气管舒张剂，如异丙托溴铵气雾剂、特布他林等吸入治疗。阵发性咳嗽常伴不同程度的支气管痉挛，应用支气管扩张药后可改善症状，并有利于痰液的排出。

（二）缓解期的治疗

应以增强体质，提高机体抗病能力和预防发作为主。

（三）中药治疗

采取扶正固本原则，按肺、脾、肾的虚实辨证施治。

五、护理措施

（一）常规护理

1.环境

保持室内空气新鲜，流通，安静，舒适，温湿度适宜。

2.休息

急性发作期应卧床休息，取半卧位。

3.给氧

持续低流量吸氧。

4.饮食

给予高热量、高蛋白、高维生素易消化饮食。

（二）专科护理

（1）解除气道阻塞，改善肺泡通气。及时清除痰液，神志清醒患者应鼓励咳嗽，痰稠不易咯出时，给予雾化吸入或雾化泵药物喷入，减少局部淤血水肿，以利痰液排出。危重体弱患者，定时更换体位，叩击背部，使痰易于咯出，餐前应给予胸部叩击或胸壁震荡。方法：患者取侧卧位，护士两手手指并拢，手背隆起，指关节微屈，自肺底由下向上，由外向内叩拍胸壁，震动气管，边拍边鼓励患者咳嗽，以促进痰液的排出，每侧肺叶叩击 3～5 分钟。对神志不清者，可进行机械吸痰，需注意无菌操作，抽吸压力要适当，动作轻柔，每次抽吸时间不超过 15 秒，以免加重缺氧。

(2)合理用氧减轻呼吸困难。根据缺氧和二氧化碳潴留的程度不同，合理用氧，一般给予低流量、低浓度、持续吸氧，如病情需要提高氧浓度，应辅以呼吸兴奋剂刺激通气或使用呼吸机改善通气，吸氧后如呼吸困难缓解、呼吸频率减慢、节律正常、血压上升、心率减慢、心律正常、发绀减轻、皮肤转暖、神志转清、尿量增加等，表示氧疗有效。若呼吸过缓，意识障碍加深，需考虑二氧化碳潴留加重，必要时采取增加通气量措施。

第五节 肺 炎

肺炎是指各种原因引起终末气道、肺泡和肺间质的炎症，为呼吸系统常见病。病原微生物感染、理化因素、免疫原性损伤等均可引起肺炎。老年人或免疫功能低下者并发肺炎的病死率高。

一、病因及发病机制

正常情况下，由于局部防御功能的正常发挥，可使气管隆嵴以下的呼吸道保持无菌状态。当个体局部或全身免疫功能低下及病原体数量增多、毒力增强时，病原菌被吸入下呼吸道，并在肺泡内生长繁殖，导致肺泡毛细血管充血、水肿、炎细胞浸润和渗出，引起系列临床症状。常见的病原菌有肺炎链球菌、葡萄球菌、肺炎支原体、肺炎衣原体、病毒等。除了金黄色葡萄球菌、铜绿假单胞菌和肺炎克雷伯菌等可引起肺组织的坏死性病变容易形成空洞外，肺炎治愈后多不留瘢痕，肺的结构与功能可恢复。

病原菌可通过以下途径入侵：口咽部定植菌吸入、周围空气中带菌气溶胶的直接吸入、由菌血症引起的血行感染、邻近感染部位直接蔓延至肺。分类如下。

(1)按病因分类。分为：①细菌性肺炎；②病毒性肺炎；③真菌性肺炎；④其他病原体所致肺炎；⑤理化性因素所致肺炎。

(2)按解剖学分类。分为：①大叶性肺炎；②小叶性肺炎；③间质性肺炎。

(3)按感染来源分类。分为：①社区获得性肺炎；②医院获得性肺炎。

二、临床表现

(一)症状与体征

多数肺炎患者起病急剧，有高热、咳嗽、咳痰症状，不同类型的肺炎痰液有所区别，当炎症累及胸膜可出现胸痛，常伴随全身毒性症状，如疲乏、肌肉酸痛、食欲缺乏等。

(二)并发症

1.感染性休克

当病原菌入侵使微循环和小动脉扩张，有效血容量锐减，周围循环衰竭而引起休克，出现感染性休克的表现。

2.低氧血症

炎症使肺泡通气量减少，动脉血二氧化碳分压升高，动脉血氧分压降低，肺内气体交换障碍引起低氧血症，可出现呼吸困难、发绀等症状。

3.肺脓肿

肺部炎症的激化，可形成肺脓肿，咳出大量脓痰或脓血痰，有臭味。

4.肺不张

多见于年老体弱、长期卧床者，由于无力咳嗽，痰液阻塞气道，引起的肺组织萎缩。小面积肺不张症状不明显，严重肺不张可引起呼吸困难、阵发性咳嗽、胸痛、发绀。

5.支气管扩张

肺炎病程超过3个月者为慢性肺炎，由于长期咳嗽、气道受阻，支气管弹力纤维受损，引起支气管扩张变形，支气管扩张加重肺炎呼吸道症状，引起恶性循环。

三、诊断要点

典型的临床表现结合辅助检查可以确诊。

(一)症状和体征

典型的肺炎症状和体征，如高热，胸痛、咳嗽、咳痰等。

(二)辅助检查

(1)外周血白细胞检查。

(2)病原学检查。

(3)胸部X线检查。

(4)血清中特异性抗体检测。

四、治疗要点

治疗原则：抗感染和对症治疗。

(一)抗感染

根据不同的感染类型,个体化应用抗生素,重症者尤其强调早期、联合、足量、足疗程、静脉给药。用药疗程至体温恢复正常和呼吸道症状明显改善后3～5天停药。

病毒感染者给予对症治疗,加强支持疗法,防止并发症的发生。中毒症状明显者,如严重呼吸困难、感染性休克、呼吸衰竭等,可应用肾上腺皮质激素。

(二)对症治疗

注意纠正酸碱平衡紊乱,改善低氧血症。

五、护理评估

(一)健康史

询问既往健康状况,有无呼吸道感染史,糖尿病等慢性病史,有无着凉、淋浴、劳累等诱因,有无吸烟等不良生活方式,本次发病的症状体征如何,做过何种治疗等。

(二)身体状况

观察呼吸的频率、节律、形态、深度,有无呼吸困难,胸部叩诊有无实音或浊音,听诊有无啰音和胸膜摩擦音,有无咳嗽,痰液的性质如何,意识、体温和血压有无异常等。

(三)心理-社会因素

了解患者对疾病知识的了解,情绪状态,社会支持度。

(四)辅助检查

X线胸片有无空洞,有无肺纹理改变及炎性浸润;血液白细胞计数有无增多,中性粒细胞有无异常;痰培养有无细菌生长,药敏试验结果等。

六、护理诊断及合作性问题

(一)体温过高

体温过高与肺部感染有关。

(二)清理呼吸道无效

清理呼吸道无效与痰多、黏稠、咳痰无力有关。

(三)疼痛

胸痛与频繁咳嗽、炎症累及胸膜有关。

(四)潜在并发症

低氧血症、感染性休克与感染有关。

七、护理目标

(1)患者体温降至正常范围。

(2)能掌握咳嗽、咳痰技巧,有效咳痰,保持呼吸顺畅。

(3)学会放松技巧,疼痛缓解,舒适感增强。

(4)无并发症,或能及时发现并发症的先兆及时处理。

八、护理措施

(一)一般护理

为患者创造良好的室内环境。注意保暖,卧床休息,呼吸困难者,可采取半坐卧位,增强肺通气量。给予“三高”饮食,鼓励多饮水,酌情补液,病情危重、高热者可给清淡易消化半流质饮食。加强口腔护理,预防口腔感染。

(二)病情观察

定时测量生命体征,观察意识状态、有无休克先兆,如有四肢发凉,体温下降,无烦躁不安或反应迟钝等表示病情加重。观察记录尿量、尿 pH 和尿比重。军团菌释放毒素可引起低血钠等,应定期检查患者血电解质、尿常规及肾功能。

(三)对症护理

(1)指导有效咳嗽技巧,减轻疼痛:痰液黏稠不易咳出或无力咳出时,可协助叩背、体位引流雾化吸入、应用祛痰药,促进排痰,保持呼吸道通畅。胸痛时可用宽胶布固定患侧胸部或应用止痛药以减轻疼痛。

(2)给予氧气吸入:提高血氧饱和度,改善呼吸困难症状。对于肺水肿患者,应在湿化瓶中加入 50%乙醇,以降低肺泡中液体表面张力,使泡沫破裂,改善气体交换,缓解症状。

(3)休克患者的护理:立即采取去枕平卧、下肢略抬高,严密观察生命体征,迅速建立两条静脉通路。补液原则:先盐后糖,先快后慢,见尿加钾的原则。一条通路快速补充血容量,根据医嘱给予右旋糖酐-40 或葡萄糖盐水和抗生素,注意掌握输入量和速度,防止发生肺水肿;另一条通路输入血管活性药物,根据血压调节药物浓度和滴速,血压应维持在(12.0~13.3)/(8.0~9.3)kPa[(90~100)/(60~70)mmHg],脉压应高于2.7 kPa(20 mmHg)。

(4)高热护理:对症处理,体温低下者应予保暖,高热者给予物理降温,药物降温应使体温降至 37～38 ℃即可，避免出汗过多引起虚脱。

（四）用药护理

密切观察药物疗效及不良反应。静脉输液过程中，注意配伍禁忌，控制好输入量和速度，防止肺水肿的发生。红霉素为治疗军团菌肺炎的首选药，可以口服，也可静脉滴注，常见药物不良反应为恶心、呕吐等胃肠道不适感，应慢速滴入，避免空腹用药。注意观察有无二重感染的迹象发生。

（五）心理护理

多数肺炎患者起病急剧，对其身体和生活造成很大影响，当病因不明诊断未出的情况下，对患者采取相应的隔离措施尤其会引起患者恐慌，因此，对该类患者的解释应透彻，并给予必要的心理干预。

（六）标本采集

清晨咳痰前，给予多贝尔液含漱 2～3 次，再用生理盐水漱口，指导患者深吸气后，用力咳嗽，将来自下呼吸道的痰液直接吐入无菌容器中加盖，2 小时内尽快送检。血液标本应在应用抗生素前进行，采血量应在 10 mL 以上，寒战、高热期采血阳性率高。

（七）其他

发现可疑发热患者应及时采取呼吸道隔离，防止交叉感染。

九、护理评价

(1)体温是否恢复正常。

(2)有无掌握咳痰技巧，能否有效咳嗽、咳痰，呼吸是否顺畅。

(3)胸痛是否缓解。

(4)有无并发症，能否及时发现并发症的先兆，是否能及时配合处理。

十、健康指导

避免过度疲劳、淋雨，季节交换时避免受凉，感冒流行时少去公共场所；纠正不良生活习惯，戒烟、避免酗酒，积极参加体育锻炼，增强机体抵抗力；保持口腔卫生，预防上呼吸道感染，及时、彻底治疗呼吸道及其他部位的感染病灶；肺炎易感者，可接受疫苗注射。

十一、分类

（一）肺炎链球菌肺炎

肺炎链球菌肺炎是由肺炎链球菌感染所引起的肺炎。本病好发于冬季和初春,约占社区获得性肺炎的半数,青壮年男性发病率高。肺炎球菌为口腔和鼻咽部的正常定植菌株,当机体抵抗力下降,协同受凉、疲劳、饥饿、长期卧床等诱因时,病菌入侵,在肺泡内繁殖滋长,引起肺泡壁水肿,白细胞和红细胞渗出,经Cohn 孔向肺的中央部分蔓延,使病变呈肺段或肺叶急性炎性实变。由于病变始于外周,因而叶间分界清楚。典型病理分期为充血期、红色肝变期、灰色肝变期、消散期,抗生素应用后,肺炎发展至整个大叶性炎症已不多见,典型的肺实变则更少,而以肺段性炎症居多。肺炎球菌不产生毒素,一般情况下,不引起原发性组织坏死或形成空洞,病变消散后肺组织结构无损坏,不留纤维瘢痕。

1.临床表现

(1)症状和体征:病情轻重存在个体差异。典型的表现为:起病急剧,寒战、高热,呈稽留热;约75%的患者有胸痛,咳嗽和吸气时加重,如炎症累及膈面胸膜时,可有同侧上腹部或肩部放射性疼痛。初期有刺激性干咳,有少量白色黏液痰或带血丝痰,1～2天后可咳出铁锈色痰。肺泡实变可引起通气不足,且胸痛限制呼吸而引起呼吸困难,重者动脉血氧饱和度下降,皮肤、口唇发绀。可伴随头痛、肌肉酸痛、食欲缺乏、呕吐、腹泻、腹胀等全身症状。严重感染可有神志不清、谵妄或昏迷等神经系统症状。

患者呈急性病容,常伴口唇单纯疱疹,病变广泛时可有发绀。早期病变有胸廓呼吸运动幅度减小,叩诊有轻度浊音,呼吸音减弱,累及胸膜可闻及捻发音和胸膜摩擦音。肺大片实变时,叩诊浊音增强,触觉语颤增强,可闻及支气管呼吸音。消散期可闻及湿啰音。

本病自然病程为1～2周,发病5～10天,体温可自行消退。使用抗生素治疗体温可在1～3天恢复正常,其他症状和体征随之逐渐消失。

(2)并发症:已少见。严重感染中毒症者可发生感染性休克,其他并发症有胸膜炎、脓胸、肺脓肿等。

2.辅助检查

血液检查:白细胞计数多在$(10\sim40)\times10^9/L$,中性粒细胞比例增多,高达80%以上,伴核左移,细胞内可见中毒颗粒,老年人、免疫力低下者白细胞计数增高不明显。痰液检查:痰培养和涂片做革兰染色及夹膜染色镜检可找到致病菌,抗生素治疗前血培养可呈阳性。X线胸片:早期仅有肺纹理增粗或病变肺段模糊,肺发生实变可显示大片阴影,并可见支气管气道征。消散期,阴影可完全消散,少数病例肺泡内纤维蛋白吸收不完全,可形成机化性肺炎。

3.诊断要点

疾病发生于冬、春两季，突然寒战、高热、胸疼、咳嗽和咳铁锈色痰。肺部叩诊浊音，语颤增强，听诊闻及管状呼吸音和湿啰音。实验室检查白细胞增多，核左移、痰涂片及培养发现致病菌。X线检查显示病变肺段炎性阴影等，即可确诊。

4.治疗要点

首选青霉素。症状轻者，青霉素80万U，肌内注射，每天3次。症状重者，给予青霉素240万～480万U，静脉滴注，并发脑膜炎时，剂量可增至1 000万～3 000万U，分4次静脉滴注，每次1小时内滴完，以维持有效血浓度。或选用第1代或第2代头孢菌素，如头孢唑林、头孢孟多等。对青霉素及头孢类药物过敏者，可用红霉素每天1.5 g静脉滴注，或林可霉素每天2 g静脉滴注。此外，结合相应的支持疗法，卧床休息，补充营养，多食富含维生素的水果、蔬菜，发热患者多饮水，补充液体。有呼吸困难者吸氧，腹胀明显者给予肛管排气，及时给予退热、止咳去痰等对症处理，禁用抑制呼吸的镇静药。

(二)葡萄球菌肺炎

葡萄球菌肺炎是由葡萄球菌引起的急性化脓性肺部炎症。起病急剧，早期可有循环衰竭，治疗不及，病死率高。常发生于糖尿病、血液病、艾滋病或原有支气管肺疾病者。儿童患流感或麻疹时易并发肺炎。此外，皮肤感染病灶中的葡萄球菌经血液循环到肺部，可引起多处肺实变、化脓及组织坏死。葡萄球菌为革兰染色阳性球菌，其致病物质主要是毒素与酶，具有溶血、坏死、杀白细胞及血管痉挛等作用。致病力可用血浆凝固酶来测定，金黄色葡萄球菌凝固酶为阳性，因而致病力较强，是化脓性感染的主要原因。

1.临床表现

(1)症状与体征：起病急剧，体温高达39～40 ℃，胸痛，脓痰，量多，带血丝或呈脓血状，全身毒性症状明显，病情严重者可早期出现周围循环衰竭，老年人症状可不典型。血源性葡萄球菌肺炎常有局部感染或侵入性治疗史，较少咳脓痰。

早期阳性体征不明显，与严重中毒症状和呼吸道症状不一致，其后可出现两肺散在湿啰音。病变较大或融合时可有肺实变体征。

(2)并发症：多并发肺脓肿、肺气囊肿和脓胸。

2.辅助检查

血液检查：白细胞计数增高，中性粒细胞比例增高，核左移。X线胸片：显示肺段或肺叶实变，可形成空洞或呈小叶状浸润，其中有单个或多发的液气囊腔，

X 线阴影的易变性可表现为一处炎性浸润消失而另有新病灶的出现。

3.诊断要点

根据全身毒血症状，咳嗽、脓血痰，白细胞计数增高、中性粒细胞比例增加、核左移、中毒颗粒和 X 线表现，可初步诊断。细菌学检查结果可作为确诊依据。

4.治疗要点

治疗原则为早期清除原发病灶，抗感染治疗，加强支持疗法。抗生素的选择应参考药物敏感试验结果。由于金黄色葡萄球菌对青霉素高度耐药，因而首选用耐青霉素酶的半合成青霉素或头孢类药物，如苯唑西林钠、氯唑西林等，联合氨基糖苷类药可增强疗效。

（三）克雷伯菌肺炎

克雷伯菌肺炎是由肺炎克雷伯菌引起的急性肺部炎症，亦称肺炎杆菌肺炎。多见于老年、营养不良、慢性酒精中毒、已有慢性支气管-肺疾病和全身衰竭的患者，为院内获得性肺炎的重要致病菌，病死率较高。肺炎克雷伯菌属革兰阴性杆菌，为上呼吸道和肠道寄居菌，有荚膜，当机体抵抗力降低时，在肺泡内生长繁殖时，引起组织坏死、液化、形成单个或多发性脓肿。

症状与其他肺炎类似，典型病例痰液呈黏稠脓性、量多、带血，灰绿色或红砖色、胶胨状，无臭味。可有发绀、气急、心悸，可早期出现休克。X 线显示肺叶或小叶实变，有多发性蜂窝状肺脓肿，叶间隙下坠。老年体衰患者有急性肺炎、中毒性症状严重且有血性黏稠痰者须考虑本病。确诊有待于痰的细菌学检查，并与其他肺炎相鉴别。

本病一经确诊应及早用药。首选氨基糖苷类药物，如庆大霉素、卡那霉素、阿米卡星等，重症者联合使用头孢菌类药物。应加强支持疗法，免疫力降低者容易发生菌血症，预后差。

（四）军团菌肺炎

军团菌肺炎主要是嗜肺军团杆菌感染引起的以肺炎为主的全身性疾病。多数病例为散发性，又称军团菌。为革兰阴性杆菌，存在于水和土壤中，可通过供水系统、空调或蒸汽吸入进入呼吸道引起感染。发生于夏末和秋初，吸烟，酗酒和应用免疫抑制者多见。

典型病例起病慢，潜伏期一般为 2～10 天，前期可有倦怠，发热，头痛和咳嗽。随后出现高热，头痛，咳嗽加剧，咳黏液样血丝痰，一般无脓痰，可有消化道症状，腹泻、呕吐等。重者可出现嗜睡等神志改变和呼吸衰竭。患者呈急性病容，可有相对缓脉、湿啰音等体征，重症者有肺部实变体征和胸部摩擦音。早期胸部X线检查显示片状肺泡浸润阴影，随病情进展，可出现肺段、叶实变征象，伴多发性圆形致密影。实验室检查白细胞计数增高，核左移、血沉加快，可有低血钠，肝功能试验异常，肾功能受损者有镜检血尿等。

除支持疗法，临床治疗首选红霉素，每天1～2 g，分4次口服，重症者静脉给药，必要时应用利福平，疗程应超过3周，防止复发。

第三章 消化内科护理

第一节 反流性食管炎

反流性食管炎(reflux esophagitis,RE)是指胃、十二指肠内容物反流入食管所引起的食管黏膜炎症、糜烂、溃疡和纤维化等病变,甚至引起咽喉、气道等食管以外的组织损害。其发病男性多于女性,男女比例为(2～3)∶1,发病率为1.92%。随着年龄的增长,食管下段括约肌收缩力的下降,胃、十二指肠内容物自发性反流,而使老年人反流性食管炎的发病率有所增加。

一、病因与发病机制

(一)抗反流屏障削弱

食管下括约肌是指食管末端3～4 cm长的环形肌束。正常人静息时压力为1.3～4.0 kPa(10～30 mmHg),为一高压带,防止胃内容物反流入食管。由于年龄的增长,机体老化导致食管下括约肌的收缩力下降引起食物反流。一过性食管下括约肌松弛也是反流性食管炎的主要发病机制。

(二)食管清除作用减弱

正常情况下,一旦发生食物的反流,大部分反流物通过1～2次食管自发和继发性的蠕动性收缩将食管内容物排入胃内,即容量清除,剩余的部分则由唾液缓慢地中和。老年人食管蠕动缓慢和唾液产生减少,影响了食管的清除作用。

(三)食管黏膜屏障作用下降

反流物进入食管后,可以凭借食管上皮表面黏液、不移动水层和表面HCO_3^-、复层鳞状上皮等构成上皮屏障，以及黏膜下丰富的血液供应构成的后上皮屏障，发挥其抗反流物对食管黏膜损伤的作用。随着机体老化，食管黏膜逐渐萎缩，黏膜屏障作用下降。

二、护理评估

（一）健康史

询问患者的饮食结构及习惯、有无长期服用药物史。

（二）身体评估

1.反流症状

反酸、反食、反胃（指胃内容物在无恶心和不用力的情况下涌入口腔）、嗳气等，多在餐后明显或加重，平卧或躯体前屈时易出现。

2.反流物引起的刺激症状

胸骨后或剑突下烧灼感、胸痛、吞咽困难等。常由胸骨下段向上伸延，常在餐后 1 小时出现，平卧、弯腰或腹压增高时可加重。反流物刺激食管痉挛导致胸痛，常发生在胸骨后或剑突下。严重时可为剧烈刺痛，可放射到后背、胸部、肩部、颈部、耳后，有的酷似心绞痛的特点。

3.其他症状

咽部不适，有异物感、棉团感或堵塞感，可能与酸反流引起食管上段括约肌压力升高有关。

4.并发症

(1)上消化道出血：因食管黏膜炎症、糜烂及溃疡可以导致上消化道出血。

(2)食管狭窄：食管炎反复发作致使纤维组织增生，最终导致瘢痕性狭窄。

(3)Barrett 食管：在食管黏膜的修复过程中，食管-贲门交界处 2 cm 以上的食管鳞状上皮被特殊的柱状上皮取代，称为 Barrett 食管。Barrett 食管发生溃疡时，又称 Barrett 溃疡。Barrett食管是食管癌的主要癌前病变，其腺癌的发生率较正常人高 30～50 倍。

（三）辅助检查

1.内镜检查

内镜检查是反流性食管炎最准确、最可靠的诊断方法，能判断其严重程度和有无并发症，结合活检可与其他疾病相鉴别。

2. 24 小时食管 pH 监测

应用便携式 pH 记录仪在生理状态下对患者进行 24 小时食管 pH 连续监

测，可提供食管是否存在过度酸反流的客观依据。在进行该项检查前 3 天，应停用抑酸药与促胃肠动力的药物。

3.食管吞钡 X 线检查

对不愿意接受或不能耐受内镜检查者行该检查。严重患者可发现阳性 X 线征。

(四)心理-社会状况

反流性食管炎长期持续存在，病情反复、病程迁延，因此患者会出现食欲缺乏，体重下降，导致患者心情烦躁、焦虑；合并消化道出血时会使患者紧张、恐惧。应注意评估患者的情绪状态及对本病的认知程度。

三、常见护理诊断及问题

(一)疼痛

胸痛与胃食管黏膜炎性病变有关。

(二)营养失调

低于机体需要量与害怕进食、消化吸收不良等有关。

(三)有体液不足的危险

体液不足的危险与合并消化道出血引起活动性体液丢失、呕吐及液体摄入量不足有关。

(四)焦虑

焦虑与病情反复、病程迁延有关。

(五)知识缺乏

缺乏对反流性食管炎病因和预防知识的了解。

四、诊断要点与治疗原则

(一)诊断要点

临床上有明显的反流症状；内镜下有反流性食管炎的表现，食管过度酸反流的客观依据即可做出诊断。

(二)治疗原则

以药物治疗为主，对药物治疗无效或发生并发症者可做手术治疗。

1.药物治疗

目前多主张采用递减法，即开始使用质子泵抑制剂加促胃肠动力药，迅速控制症状，待症状控制后再减量维持。

(1)促胃肠动力药：目前主要常用的药物是西沙必利。常用量为每次5～15 mg，每天3～4次，疗程8～12周。

(2)抑酸药。①H_2受体拮抗剂(H_2RA)：西咪替丁400 mg、雷尼替丁150 mg、法莫替丁20 mg，每天2次，疗程8～12周；②质子泵抑制剂(PPI)：奥美拉唑20 mg、兰索拉唑30 mg、泮托拉唑40 mg、雷贝拉唑10 mg和埃索美拉唑20 mg，每天1次，疗程4～8周；③抗酸药：仅用于症状轻、间歇发作的患者作为临时缓解症状用。反流性食管炎有并发症或停药后很快复发者，需要长期维持治疗。H_2RA、西沙必利、PPI均可用于维持治疗，其中以PPI效果最好。维持治疗的剂量因患者而异，以调整至患者无症状的最低剂量为合适剂量。

2.手术治疗

手术为不同术式的胃底折叠术。手术指征为：①严格内科治疗无效。②虽经内科治疗有效，但患者不能忍受长期服药。③经反复扩张治疗后仍反复发作的食管狭窄。④确证由反流性食管炎引起的严重呼吸道疾病。

3.并发症的治疗

(1)食管狭窄：大部分狭窄可行内镜下食管扩张术治疗。扩张后予以长程PPI维持治疗可防止狭窄复发。少数严重瘢痕性狭窄需行手术切除。

(2)Barrett食管：药物治疗是预防Barrett食管发生和发展的重要措施，必须使用PPI治疗及长期维持。

五、护理措施

(一)一般护理

为减少平卧时及夜间反流可将床头抬高15～20 cm。避免睡前2小时内进食，白天进餐后亦不宜立即卧床。应避免食用使食管下括约肌压力降低的食物和药物，如高脂肪、巧克力、咖啡、浓茶及硝酸甘油、钙通道阻滞剂等。应戒烟及禁酒。减少一切影响腹压增高的因素，如肥胖、便秘、紧束腰带等。

(二)用药护理

遵医嘱给予药物治疗，注意观察药物的疗效及不良反应。

1.H_2受体拮抗剂

药物应在餐中或餐后即刻服用，若需同时服用抗酸药，则两药应间隔1小时以上。若静脉给药应注意控制速度，过快可引起低血压和心律失常。西咪替丁对雄性激素受体有亲和力，可导致男性乳腺发育、勃起功能障碍及性功能紊乱，应做好解释工作。该药物主要通过肾排泄，用药期间应监测肾功能。

2.质子泵抑制剂

奥美拉唑可引起头晕，应嘱患者用药期间避免开车或做其他必须高度集中注意力的工作。兰索拉唑的不良反应包括荨麻疹、皮疹、瘙痒、头痛、口苦、肝功能异常等，轻度不良反应不影响继续用药，较严重时应及时停药。泮托拉唑的不良反应较少，偶可引起头痛和腹泻。

3.抗酸药

该药在饭后 1 小时和睡前服用。服用片剂时应嚼服，乳剂给药前应充分摇匀。

抗酸剂应避免与奶制品、酸性饮料及食物同时服用。

(三)饮食护理

(1)指导患者有规律地定时进餐，饮食不宜过饱，选择营养丰富、易消化的食物。避免摄入过咸、过甜、过辣的刺激性食物。

(2)制订饮食计划：与患者共同制订饮食计划，指导患者及家属改进烹饪技巧，增加食物的色、香、味，刺激患者食欲。

(3)观察并记录患者每天进餐次数、量、种类，以了解其摄入营养素的情况。

六、健康指导

(一)疾病知识的指导

向患者及家属介绍本病的有关病因，避免诱发因素。保持良好的心理状态，平时生活要有规律，合理安排工作和休息时间，注意劳逸结合，积极配合治疗。

(二)饮食指导

指导患者加强饮食卫生和饮食营养，养成有规律的饮食习惯；避免过冷、过热、辛辣等刺激性食物及浓茶、咖啡等饮料；嗜酒者应戒酒。

(三)用药指导

根据病因及病情进行指导，嘱患者长期维持治疗，介绍药物的不良反应，如有异常及时复诊。

第二节 慢性胃炎

慢性胃炎是指由多种原因引起的胃黏膜慢性炎症。其发病率在各种胃病中居首位,男性多于女性,各个年龄段均可发病,且随年龄增长发病率逐渐增高。慢性胃炎的分类方法很多,2000年全国慢性胃炎研讨会共识意见中采纳了国际上新悉尼系统的分类方法,将慢性胃炎分为浅表性(又称非萎缩性)、萎缩性和特殊类型三大类。慢性浅表性胃炎是指不伴有胃黏膜萎缩性改变的慢性炎症,幽门螺杆菌感染是其主要病因;慢性萎缩性胃炎是指胃黏膜已经发生了萎缩性改变,常伴有肠上皮化生,又分为多灶萎缩性胃炎和自身免疫性胃炎两大类;特殊类型胃炎种类很多,临床上较少见。

一、病因及诊断检查

(一)致病因素

1.幽门螺杆菌感染

幽门螺杆菌感染是慢性浅表性胃炎最主要的病因。幽门螺杆菌具有鞭毛,其分泌的黏液素可直接侵袭胃黏膜,释放的尿素酶可分解尿素产生 NH_3 中和胃酸,使幽门螺杆菌在胃黏膜定居和繁殖,同时可损伤上皮细胞膜;幽门螺杆菌产生的细胞毒素还可引起炎症反应和菌体壁诱导自身免疫反应的发生,导致胃黏膜慢性炎症。

2.饮食因素

高盐饮食,长期饮烈酒、浓茶、咖啡,摄取过热、过冷、过于粗糙的食物等,均易引起慢性胃炎。

3.自身免疫

患者血液中存在自身抗体,如抗壁细胞抗体和抗内因子抗体,可使壁细胞数目减少,胃酸分泌减少或缺失,还可使维生素 B_{12} 吸收障碍导致恶性贫血。

4.其他因素

各种原因引起的十二指肠液反流入胃,削弱或破坏胃黏膜的屏障功能;老年胃黏膜退行性病变;胃黏膜营养因子缺乏,如促胃液素(胃泌素)缺乏;服用非甾体抗炎药等,均可引起慢性胃炎。

（二）身体状况

慢性胃炎起病缓慢，病程迁延，常反复发作，缺乏特异性症状。由幽门螺杆菌感染引起的慢性胃炎患者多数无症状；部分患者有上腹不适、腹部隐痛、腹胀、食欲缺乏、恶心和呕吐等消化不良的表现；少数患者可有少量上消化道出血；自身免疫性胃炎患者可出现明显厌食、体重减轻和贫血。体格检查可有上腹部轻压痛。

（三）心理-社会状况

病情反复、病程迁延不愈可使患者出现烦躁、焦虑等不良情绪。

（四）实验室及其他检查

1.胃镜及活组织检查

胃镜及活组织检查是诊断慢性胃炎最可靠的方法。慢性浅表性胃炎可见红斑（点、片状或条状）、黏膜粗糙不平、出血点或出血斑；慢性萎缩性胃炎可见黏膜呈颗粒状、黏膜血管显露、色泽灰暗、皱襞细小。

2.幽门螺杆菌检测

可通过侵入性（如快速尿素酶试验、组织学检查和幽门螺杆菌培养等）和非侵入性（如^{13}C或^{14}C尿素呼气试验、粪便幽门螺杆菌抗原检测和血清学检查等）方法检测幽门螺杆菌。

3.胃液分析

自身免疫性胃炎时，胃酸缺乏；多灶萎缩性胃炎时，胃酸分泌正常或偏低。

4.血清学检查

自身免疫性胃炎时，血清抗壁细胞抗体和抗内因子抗体可呈阳性，血清胃泌素水平明显升高；多灶萎缩性胃炎时，血清胃泌素水平正常或偏低。

二、护理诊断及医护合作性问题

（一）疼痛

腹痛与胃黏膜炎性病变有关。

（二）营养失调

营养失调与厌食、消化吸收不良等有关。

（三）焦虑

焦虑与病情反复、病程迁延有关。

(四)潜在并发症

癌变。

(五)知识缺乏

缺乏对慢性胃炎病因和预防知识的了解。

三、治疗及护理措施

(一)治疗要点

治疗原则是积极祛除病因,根除幽门螺杆菌感染,对症处理,防治癌前病变。

1.病因治疗

根除幽门螺杆菌感染:目前多采用的治疗方案是以胶体铋剂或质子泵抑制药为基础加上2种抗生素的三联治疗方案。如常用奥美拉唑或枸橼酸铋钾,与阿莫西林及甲硝唑或克拉霉素3种药物联用,2周为1个疗程。治疗失败后再治疗比较困难,可换用2种抗生素,或采用胶体铋剂和质子泵抑制药合用的四联疗法。

其他病因治疗:因非甾体抗炎药引起者,应立即停药并给予制酸药或硫糖铝;因十二指肠液反流引起者,应用硫糖铝或氢氧化铝凝胶吸附胆汁;因胃动力学改变引起者,应给予多潘立酮或莫沙必利等。

2.对症处理

有胃酸缺乏和贫血者,可用胃蛋白酶合剂等以助消化;对于上腹胀满者,可选用胃动力药、理气类中药;有恶性贫血时可肌内注射维生素 B_{12}。

3.胃黏膜异型增生的治疗

异型增生是癌前病变,应定期随访,给予高度重视。对不典型增生者可给予维生素C、维生素E,β-胡萝卜素、叶酸和微量元素硒预防胃癌的发生;对已经明确的重度异型增生可手术治疗,目前多采用内镜下胃黏膜切除术。

(二)护理措施

1.病情观察

主要观察有无上腹不适、腹胀、食欲缺乏等消化不良的表现;观察腹痛的部位、性质,呕吐物与大便的颜色、量及性状;评估实验室及胃镜检查结果。

2.饮食护理

(1)营养状况评估:观察并记录患者每天进餐次数、量和品种,以了解机体的营养摄入状况。定期监测体重,监测血红蛋白浓度、血清蛋白等有关营养指标的变化。

(2)制订饮食计划:①与患者及其家属共同制订饮食计划,以营养丰富、易消化、少刺激为原则。②胃酸低者可适当食用刺激胃酸分泌或酸性的食物,如浓肉汤、鸡汤、山楂、食醋等;胃酸高者应指导患者避免食用酸性和多脂肪食物,可进食牛奶、菜泥、面包等。③鼓励患者养成良好的饮食习惯,进食应规律,少食多餐,细嚼慢咽。④避免摄入过冷、过热、过咸、过甜、辛辣和粗糙的食物,戒除烟酒。⑤提供舒适的进餐环境,改进烹饪技巧,保持口腔清洁卫生,以促进患者的食欲。

3.药物治疗的护理

(1)严格遵医嘱用药,注意观察药物的疗效及不良反应。

(2)枸橼酸铋钾:宜在餐前半小时服用,因其在酸性环境中方起作用;服药时要用吸管直接吸入,防止将牙齿、舌染黑;部分患者服药后出现便秘或黑粪,少数患者有恶心、一过性血清转氨酶升高,停药后可自行消失,极少数患者可能出现急性肾衰竭。

(3)抗菌药物:服用阿莫西林前应详细询问患者有无青霉素过敏史,用药过程中要注意观察有无变态反应的发生;服用甲硝唑可引起恶心、呕吐等胃肠道反应及口腔金属味、舌炎、排尿困难等不良反应,宜在餐后半小时服用。

(4)多潘立酮及西沙必利:应在餐前服用,不宜与阿托品等解痉药合用。

4.心理护理

护理人员应主动安慰、关心患者,向患者说明不良情绪会诱发和加重病情,经过正规的治疗和护理慢性胃炎可以康复。

5.健康指导

向患者及家属介绍本病的有关知识、预防措施等;指导患者避免诱发因素,保持愉快的心情,生活规律,养成良好的饮食习惯,戒除烟酒;向患者介绍服用药物后可能出现的不良反应,指导患者按医嘱坚持用药,定期复查,如有异常及时复诊。

第三节　消化性溃疡

消化性溃疡是一种常见的胃肠道疾病,简称溃疡病,通常指发生在胃或十二指肠球部的溃疡,并分别称为胃溃疡或十二指肠溃疡。事实上,本病可以发生在与酸性胃液相接触的其他胃肠道部位，包括食管下端、胃肠吻合术后的吻合口及其附近的肠襻，以及含有异位胃黏膜的Meckel憩室。

消化性溃疡是一组常见病、多发病，人群中患病率高达5%～10%，严重危害人们的健康。本病可见于任何年龄，以20～50岁为多，占80%，10岁以下或60岁以上者较少。胃溃疡(GU)常见于中年和老年人，男性多于女性，二者之比约为3∶1。十二指肠球部溃疡(DU)多于胃溃疡，患病率是胃溃疡的5倍。

一、病因及发病机制

消化性溃疡病因和发病机制尚不十分明确，学说甚多，归纳起来有3个方面：损害因素的作用，即化学性、药物性等因素的直接破坏作用；保护因素的减弱；易感及诱发因素(遗传、性激素、工作负荷等)。目前认为胃溃疡多以保护因素减弱为主，而十二指肠球部溃疡则以损害因素的作用为主。

(一)损害因素作用

1.胃酸及胃蛋白酶分泌异常

31%～46%的DU患者胃酸分泌率高于正常高限(正常男11.6～60.6 mmol/h，女8.0～40.1 mmol/h)。因胃蛋白酶原随胃酸分泌，故患者中胃蛋白酶原分泌增加的百分比大致与胃酸分泌增加的百分比相同。

多数GU患者酸分泌率正常或低于正常，仅少数患者(如卓-艾综合征)酸分泌率高于正常。虽然如此，并不能排除胃酸及胃蛋白酶是某些GU的病因。通常认为在胃酸分泌高的溃疡患者中，胃酸和胃蛋白酶是导致发病的重要因素。

基础胃酸分泌增加可由下列因素所致：①胃泌素分泌增加(卓-艾综合征等)。②乙酰胆碱刺激增加(迷走神经功能亢进)。③组织胺刺激增加(系统性肥大细胞病或嗜碱性粒细胞白血病)。

2.药物性因素

阿司匹林、糖皮质激素、非甾体抗炎药等可直接破坏胃黏膜屏障，被认为与消化性溃疡的发病有关。

3.胆汁及胰液反流

胆酸、溶血卵磷脂及胰酶是引起一些消化性溃疡的致病因素，尤其见于某些GU。这些GU患者幽门括约肌功能不全，胆汁和(或)胰酶反流入胃造成胃炎，继发GU。

胆汁及胰液损伤胃黏膜的机制可能是改变覆盖上皮细胞表面的黏液，损伤胃黏膜屏障，使黏膜更易受胃酸和胃蛋白酶的损害。

(二)保护因素减弱

1.黏膜防护异常

胃黏膜屏障由黏膜上皮细胞顶端的一层脂蛋白膜所组成,使黏膜免受胃内容损伤或在损伤后迅速地修复。黏液的分泌减少或结构异常均能使凝胶层黏液抵抗力减弱。胃黏膜血流减少导致细胞损伤与溃疡。胃黏膜缺血是严重内、外科疾病患者发生急性胃黏膜损伤的直接原因。胃小弯处易发溃疡可能与其侧支血管较少有关。黏膜碳酸氢盐和前列腺素分泌减少亦可使黏膜防御功能降低。

2.胃肠道激素

胃肠道黏膜与胰腺的内分泌细胞分泌多种肽类和胺类胃肠道激素(胰泌素、胆囊收缩素、血管活性肠肽、高血糖素、肠抑胃肽、生长抑素、前列腺素等)。它们具有一定生理作用,主要参与食物消化过程,调节胃酸/胃蛋白酶分泌,并能营养和保护胃肠黏膜,一旦这些激素分泌和调节失衡,即易产生溃疡。

(三)易感及诱发因素

1.遗传倾向

消化性溃疡有相当高的家族发病率。曾有报告20%～50%的患者有家族史,而一般人群的发病率仅为5%～10%。许多临床调查研究表明,DU患者的血型以"O"型多见,消化性溃疡伴并发症者也以"O"型多见,这与50%DU患者和40%GU患者不分泌ABH血型物质有关。DU与GU的遗传易感基因不同。提示GU与DU是两种不同的疾病。GU患者的子女患GU风险为一般人群的3倍,而DU患者的子女的风险则并不比一般人群高。曾有报道62%的儿童DU患者有家族史。消化性溃疡的遗传因素还直接表现为某些少见的遗传综合征。

2.性腺激素因素

国内报道消化性溃疡的男女性别比(3.9～8.5)∶1,这种差异被认为与性激素作用有关。女性激素对消化道黏膜具有保护作用。生育期妇女罹患消化性溃疡明显少于绝经期后妇女,妊娠期妇女的发病率亦明显低于非妊娠期。现认为女性性腺激素,特别是孕酮,能阻止溃疡病的发生。

3.心理-社会因素

研究认为,消化性溃疡属于心理生理疾病的范畴,特别是DU与心理-社会因素的关系尤为密切。与溃疡病的发生有关的心理-社会因素主要有以下几方面。

(1)长期的精神紧张:不良的工作环境和劳动条件,长期的脑力活动造成的精神疲劳,加之睡眠不足,缺乏应有的休息和调节导致精神过度紧张。

(2)强烈的精神刺激:重大的生活事件,生活情景的突然改变,社会环境的变迁,如丧偶、离婚、自然灾害、战争动乱等造成的心理应激。

(3)不良的情绪反应:指不协调的人际关系,工作生活中的挫折,无所依靠而产生的心理上的"失落感"和愤怒、抑郁、忧虑、沮丧等不良情绪。消化系统是情绪反应的敏感器官系统,所以这些心理-社会因素就会在其他一些内外致病因素的综合作用下,促使溃疡病的发生。

4.个性和行为方式

个性特点和行为方式与本病的发生也有一定关系,它既可作为本病的发病基础,又可改变疾病的过程,影响疾病的转归。溃疡病患者的个性和行为方式有以下几个特点。

(1)竞争性强,雄心勃勃。有的人在事业上虽取得了一定成就,但其精神生活往往过于紧张,即使在休息时,也不能取得良好的精神松弛。

(2)独立和依赖之间的矛盾,生活中希望独立,但行动上又不愿吃苦,因循守旧、被动、顺从、缺乏创造性、依赖性强,因而引起心理冲突。

(3)情绪不稳定,遇到刺激,内心情感反应强烈,易产生挫折感。

(4)惯于自我克制。情绪虽易波动,但往往喜怒不形于色,即使在愤怒时,也常常是"怒而不发",情绪反应被阻抑,导致更为强烈的自主神经系统功能紊乱。

(5)其他,性格内向、孤僻、过分关注自己、不好交往、自负、焦虑、易抑郁、事无巨细、苛求井井有条等。

5.吸烟

吸烟与溃疡发病是否有关,尚不明确。但流行病学研究发现溃疡患者中吸烟比例较对照组高;吸烟量与溃疡病流行率呈正相关;吸烟者死于溃疡病者比不吸烟者多;吸烟者的 DU 较不吸烟者难愈合;吸烟者的 DU 复发率比不吸烟者高。吸烟与 GU 的发病关系则不清楚。

6.乙醇及咖啡饮料

两者都能刺激胃酸分泌,但缺乏引起胃十二指肠溃疡的确定依据。

二、症状和体征

(一)疼痛

溃疡疼痛的确切机制尚不明确。较早曾提出胃酸刺激是溃疡疼痛的直接原因。因溃疡疼痛发生于进餐后一段时期,此时胃内胃酸浓度达到最高水平。然而,以酸灌注溃疡病患者却不能诱发疼痛;“酸理论”亦不能解释十二指肠溃疡疼痛。由于溃疡痛与胃内压力的升高同步,故胃壁肌紧张度增高与十二指肠球部痉挛均被认为是溃疡痛的原因。溃疡周围水肿与炎症区域的肌痉挛,或溃疡基底部与胃酸接触可引起持续烧灼样痛。给溃疡病患者服用安慰剂,发现其具有与抗酸剂同样的缓解疼痛的疗效,进食在有些患者反而会加重疼痛,因此溃疡疼痛的另一种机制可能与胃、十二指肠运动功能异常有关。

1.疼痛的性质与强度

溃疡痛常为绞痛、针刺样痛、烧灼样痛和钻痛,也可仅为烧灼样感或类似饥饿性胃收缩感以至难以与饥饿感相区别。疼痛的程度因人而异,多数呈钝痛,可忍受,无须立即停止工作。老年人感觉迟钝,疼痛往往较轻。少数则剧痛,需使用止痛剂才可缓解。约10%的患者在病程中不觉疼痛,直至出现并发症时才被诊断,故被称为无痛性溃疡。

2.疼痛的部位和放射

无并发症的GU的疼痛部位常在剑突下或上腹中线偏左;DU多在剑突下偏右,范围较局限。疼痛常不放射。一旦发生穿透性溃疡或溃疡穿孔,则疼痛向背部、腹部其他部位,甚至肩部放射。有报道在一些吸烟的溃疡病患者,疼痛可向左下胸放射,类似心绞痛,称为胃心综合征。患者戒烟和溃疡治愈后,左下胸痛即消失。

3.疼痛的节律性

消化性溃疡病中一项最特别的表现是疼痛的出现与消失呈节律性,这与胃的充盈和排空有关。疼痛常与进食有明显关系。GU疼痛多在餐后0.5～2.0小时出现,至下餐前消失,即有“进食→疼痛→舒适”的规律。DU疼痛多在餐后3～4小时出现,进食后可缓解,即有“进食→舒适→疼痛”的规律。疼痛还可出现在晚间睡前或半夜痛醒,称为夜间痛。

4.疼痛的周期性

消化性溃疡的疼痛发作可延续数天或数周后自行缓解,称为溃疡痛小周期。每逢深秋至冬春季节交替时疼痛发作,构成溃疡痛的大周期。溃疡病病程的周期性原因不明,可能与机体全身反应,特别是神经系统兴奋性的改变有关,也与气候变化和饮食失调有关。一般饮食不当,情绪波动,气候突变等可加重疼痛;进食、饮牛奶、休息、局部热敷、服制酸药物可缓解疼痛。

(二)胃肠道症状

1.恶心、呕吐

溃疡病的呕吐为胃性呕吐，属反射性呕吐。呕吐前常有恶心且与进食有关。但恶心与呕吐并非单纯性胃十二指肠溃疡的症状。消化性溃疡患者发生呕吐很可能伴有胃潴留或与幽门附近溃疡刺激有关。刺激性呕吐于进食后迅速发生，患者在呕吐大量胃内容物后感觉轻松。幽门梗阻胃潴留所致呕吐很可能发生于清晨，呕吐物中含有隔宿的食物，并带有酸馊气味。

2.嗳气与胃灼热

(1)嗳气可见于溃疡病患者，此症状无特殊意义。多见于年轻的DU患者，可伴有幽门痉挛。

(2)胃灼热(俗称烧心)是位于心窝部或剑突后的发热感，见于60%～80%溃疡病患者，患者多有高酸分泌。可在消化性溃疡发病之前多年发生。胃灼热与溃疡痛相似，有在饥饿时与夜间发生的特点，且同样具有节律性与周期性。胃灼热发病机制仍有争论，目前多认为是由于反流的酸性胃内容物刺激下段食管的黏膜引起。

3.其他消化系统症状

消化性溃疡患者食欲一般无明显改变，少数有食欲亢进。由于疼痛常与进食有关，往往不敢多食。有些患者因长期疼痛或并发慢性胃十二指肠炎，胃分泌与运动功能减退，导致食欲减退，这较多见于慢性GU。有些DU患者有周期性唾液分泌增多，可能与迷走神经功能亢进有关。

痉挛性便秘是消化性溃疡常见症状之一，但其原因与溃疡病无关，而与迷走神经功能亢进，严重偏食使纤维食物摄取过少，以及药物(铝盐、铋盐、钙盐、抗胆碱能药)的不良反应有关。

(三)全身性症状

除胃肠道症状外，患者可有自主神经功能紊乱的症状，如缓脉、多汗等。久病更易出现焦虑、抑郁和失眠等精神症状。疼痛剧烈影响进食者可有消瘦及贫血。

三、并发症

约1/3的消化性溃疡患者病程中出现出血、穿孔或梗阻等并发症。

(一)出血

出血是消化性溃疡最常见的并发症，见于15%～20%的DU和10%～15%GU患者。它标志着溃疡病变处于高度活动期。发生出血的危险率与病期长短无关，1/4～1/3 患者发生出血时无溃疡病史。出血多见于寒冷季节。

出血是溃疡腐蚀血管所致。急性出血最常见现象为黑便和呕血。仅 50～75 mL 的少量出血即可表现为黑便。GU 者大量出血时有呕血伴黑便。DU 则多为黑便，量多时反流入胃亦可表现为呕血。如大量血流快速通过胃肠道，粪色则为暗红或酱色。大量出血导致急性循环血量下降，出现体位性心动过速、血压脉压减小和直立性低血压，严重者发生休克。

（二）穿孔

溃疡严重，穿破浆膜层可致：十二指肠内容物经过溃疡穿孔进入腹膜腔即游离穿孔；溃疡侵蚀穿透胃、十二指肠壁，但被胰、肝、脾等实质器官所封闭而不形成游离穿孔；溃疡扩展至空腔脏器如胆总管、胰管、胆囊或肠腔形成瘘管。

6%～11%的 DU 和 2%～5%的 GU 患者发生游离穿孔，甚至以游离穿孔为起病方式。老年男性及服用非甾体抗炎药者较易发生游离穿孔。十二指肠前壁溃疡容易穿孔，偶有十二指肠后壁溃疡穿孔至小网膜囊引起背痛而非弥漫性腹膜炎症。GU 穿孔多位于小弯处。

游离穿孔的特点为突然出现、发展很快，有持续的剧烈疼痛。疼痛始于上腹部，很快发展为全腹痛，活动可加剧，患者多取仰卧不动的体位。腹部触诊压痛明显，腹肌广泛板样强直。由于体液向腹膜腔内渗出，常有血压降低、心率加快、血液浓缩及白细胞增高，而少有发热。16%患者血清淀粉酶轻度升高。75%患者的直立位胸腹部 X 线可见游离气体。经鼻胃管注入 400～500 mL空气或碘造影剂后摄片，更易发现穿孔。

有时，游离穿孔的临床表现可不典型：如穿孔很快闭合，腹腔细菌污染很轻，临床症状可很快自动改善；老年或有神经精神障碍者，腹痛及腹部体征不明显，仅表现为原因不明的休克；体液缓慢渗漏入腹膜腔而集积于右结肠旁沟，临床表现似急性阑尾炎。

溃疡穿孔至胰腺者通常有难治性溃疡疼痛。十二指肠后壁穿透者血清淀粉酶及脂酶水平可升高。偶尔，穿孔可引起瘘管，如十二指肠穿孔至胆总管瘘管，胃溃疡穿通至结肠或十二指肠瘘管。

穿孔病死率为 5%～15%，而靠近贲门的高位胃溃疡的病死率更高。

（三）幽门梗阻

约 5%DU 和幽门溃疡患者出现幽门梗阻。梗阻由水肿、平滑肌痉挛、纤维化或诸种因素合并所致，梗阻多为溃疡病后期表现。消化性溃疡并发梗阻的病死率为7%～26%。

由于梗阻使胃排空延缓，患者常出现恶心、呕吐、上腹部饱满、胀气、食欲减退、早饱、畏食和体重明显下降。上腹痛经呕吐后可暂时缓解。呕吐多在进食后1小时或更长时间后出现，吐出量大，为不含胆汁的未消化食物，此种症状可持续数周至数月。体格检查可见血容量不足征象（低血压、心动过速、皮肤黏膜干燥），上腹部蠕动波及胃部振水音。

实验室检查常有血液浓缩、肾前性氮质血症等血容量不足征象及呕吐引起的低钾低氯代谢性碱中毒。若体重丧失明显，可出现低蛋白血症。

(四)癌变

少数GU发生癌变，发生率不详。凡45岁以上患者，内科积极治疗无效者，以及营养状态差、贫血、粪便隐血试验持续阳性者均应做钡餐、纤维胃镜检查及活组织病理检查，以尽早发现癌变。

四、检查

(一)血清胃泌素含量

放免法检测胃泌素可检出卓-艾综合征及其他高胃酸分泌性消化性溃疡。未服过大剂量的抗酸剂、H_2受体拮抗剂或质子泵抑制剂等药者，如空腹血清胃泌素水平>200 pg/mL，应测定胃酸分泌量，以明确是否由于恶性贫血、萎缩性胃炎、胃癌或迷走神经切除等因素胃泌素反馈性增高。血清胃泌素含量及基础酸排量均增加仅见于少数疾病。测定静脉注射胰泌素后的血清胃泌素浓度，有助于确诊诊断不明的卓-艾综合征。

(二)胃酸分泌试验方法

胃酸分泌试验方法是在透视下将胃管置入胃内，管端位于胃窦，以吸引器吸取胃液，测定每次吸取的胃液量及酸浓度。健康人胃酸分泌量见表3-1。GU的酸排量与正常人相似，而DU则空腹和夜间均维持较高水平。胃酸分泌幅度在正常人和消化性溃疡患者之间重叠，GU与DU之间亦有重叠，故胃酸分泌检查对溃疡病的定性诊断意义不大。对缺乏胃酸的溃疡病，应疑有癌变；胃酸很高，基础酸排量和最高酸排量明显增高，则提示胃泌素瘤可能。

(三)X线钡餐检查

X线钡餐检查是确定诊断的有效方法，尤其对临床表现不典型者。消化性溃疡在X线征象上出现形态和功能的改变，即直接征象与间接征象。由钡剂充填溃疡形成龛影为直接征象，是最可靠的诊断依据。溃疡病周围组织的炎性病变与局部痉挛产生钡餐检查时的局部压痛或激惹现象及溃疡愈合形成瘢痕收缩使局部变形均属于间接征象。

表 3-1 健康男女性正常胃酸分泌的高限及低限值

	基础 (mmol/h)	最高 (mmol/h)	最大 (mmol/h)	基础/最大 (mmol/h)
男性(N=172)高限值	10.5	60.6	47.7	0.31
男性(N=172)低限值	0	11.6	9.3	0
女性(N=76)高限值	5.6	40.1	31.2	0.29
女性(N=76)低限值	0	8.0	5.6	0

(四)纤维胃镜检查

胃镜检查对消化性溃疡的诊断和鉴别诊断有很大价值。该检查可以发现X线所难以发现的浅小溃疡，确切地判断溃疡的部位、数目、大小、深浅、形态及病期(活动期、愈合期、瘢痕期)，对随访溃疡的过程和判定治疗的效果有价值。胃镜检查还可在直视下作胃黏膜活组织检查等，故对溃疡良性、恶性的鉴别价值较大。

(五)粪便隐血试验

溃疡活动期，溃疡面有微量出血，粪隐血试验大都阳性，治疗1～2周后多转为阴性。如持续阳性，则疑有癌变。

(六)幽门螺杆菌(HP)感染检查

近来幽门螺杆菌在消化性溃疡发病中的重要作用备受重视。我国人群中幽门螺杆菌感染率为40%～60%。幽门螺杆菌在GU和DU中的检出率更是分别高达70%～80%和90%～100%。诊断幽门螺杆菌方法有多种：①直接从活检胃黏膜中细菌培养、组织涂片或切片染色查幽门螺杆菌。②用尿素酶试验、^{14}C尿素呼吸试验、胃液尿素氮检测等方法测定胃内尿素酶活性。③血清学查抗幽门螺杆菌抗体。④聚合酶链式反应技术查幽门螺杆菌。

五、护理

(一)护理观察

1.腹痛

观察腹痛的部位、性质、强度，有无放射痛，与进食、服药的关系，腹痛有无周期性。

2.呕吐

观察呕吐物的性质、气味、量、颜色、呕吐次数及与进食关系，注意有无因呕吐而致脱水和低钾、低钠血症及低氯性碱中毒。

3.呕血和黑粪

观察呕血、便血的量、次数和性质。注意出血前有无恶心、呕吐、上腹不适、血中是否混有食物，以便与咯血相区别。半数以上溃疡出血者有 38.5 ℃以下的低热，持续时间与出血时间一致，可作为出血活动的一个标志，故应每天多次测体温。

4.穿孔

由于老年人常有其他慢性病，穿孔时腹痛、腹肌紧张不明显，可无显著压痛和反跳痛，常易误诊，病死率高，应予密切观察生命体征和腹部情况。

5.幽门梗阻观察以下情况可了解胃潴留程度

餐后 4 小时后胃液量（正常<300 mL），禁食 12 小时后胃液量（正常<200 mL），空腹胃注入 750 mL 生理盐水 30 分钟后胃液量（正常<400 mL）。

6.其他

注意观察有无影响溃疡愈合的焦虑和忧郁、饮食不节、熬夜、过度劳累、服药不正规，服用阿司匹林和肾上腺皮质激素、吸烟等。

（二）常规护理

1.休息

消化性溃疡属于典型的心身疾病，心理-社会因素对发病起着重要作用。因此，规律的生活和劳逸结合的工作安排，无论在本病的发作期或缓解期都十分重要。休息是消化性溃疡基本和重要的护理。休息包括精神休息和躯体休息。病情轻者可边工作边治疗，较重者应卧床数天至 2 周，继之休息 1～2 月。平卧休息时胆汁反流明显减少，对胃溃疡患者有利。另外应保证充足的睡眠，服用适量镇静剂。

2.戒烟、酒及其他嗜好

吸烟者，消化性溃疡的发病率较不吸烟者多。吸烟可使溃疡恶化或延迟溃疡愈合。吸烟会削弱十二指肠液中和胃酸的能力，还能引起十二指肠液反流入胃。患者戒烟后溃疡症状明显改善。有研究认为就 DU 患者而言，戒烟比服西咪替丁更重要。

乙醇能损坏胃黏膜屏障引起胃炎而加重症状，延迟愈合。此外，还能减弱胰泌素对胰外分泌腺分泌水和碳酸氢根的作用，降低了胰液中和胃酸的能力。临床观察也显示消化性溃疡患者停止饮酒后症状减轻，故应劝患者戒酒。

咖啡等物质能刺激胃酸与胃蛋白酶分泌，还可使胃黏膜充血，加剧溃疡病症状。故应不饮或少饮咖啡、可口可乐、茶、啤酒等。

3.饮食

饮食护理是消化性溃疡病治疗的重要组成部分。饮食护理的目的是减轻机械性和化学性刺激、缓解和减轻疼痛。合理营养有利改善营养状况、纠正贫血，促进溃疡愈合，避免发生并发症。

（三）饮食护理原则

1.宜少量多餐，定时，定量进餐

每天5～7餐，每餐量不宜过饱，约为正常量的2/3。因少量多餐可中和胃酸，减少胃酸对溃疡面的刺激，又可供给足够营养。少量多餐在急性消化性溃疡时更为适宜。

2.宜选用营养价值高、质软而易于消化的食物

如牛奶、鸡蛋、豆浆、鱼、嫩的瘦猪肉等食物，经加工烹调变得细软易消化，对胃肠无刺激。同时注意补充足够的热量及蛋白质和维生素。

3.蛋白质、脂肪、碳水化合物的供给要求

蛋白质按每天每千克体重1～1.5 g供给；脂肪按每天70～90 g供给，选择易消化吸收的乳融状脂肪（如奶油、牛奶、蛋黄、黄油、奶酪等），也可用适量的植物油，碳水化合物按每天300～350 g供给。选择易消化的糖类如粥、面条、馄饨等，但蔗糖不宜供给过多，否则可使胃酸增加，且易胀气。

4.避免化学性和机械性刺激的食物

化学刺激性的食物有咖啡、浓茶、可可、巧克力等这些食物可刺激胃酸分泌增加；机械性刺激的食物有油炸猪排、花生米、粗粮、芹菜、韭菜、黄豆芽等，这些食物可刺激胃黏膜表面血管和溃疡面。总之溃疡病患者不宜吃过咸、过甜、过酸、过冷、过热及过硬的食物。

5.食物烹调必须切碎制烂

可选用蒸、煮、汆、烧、烩、焖等的烹调方法。不宜采用爆炒、滑溜、干炸、油炸、生拌、烟熏、腌腊等烹调方法。

6.必须预防便秘

溃疡病饮食中含粗纤维少，食物细软，易引起便秘，宜经常吃些润肠通便的食物如果子冻、果汁、菜汁等，可预防便秘。

溃疡病急性发作或出血刚停止后，进流质饮食，每天6～7餐。无消化道出

血且疼痛较轻者宜进厚流质或少渣半流质饮食，每天6餐。病情稳定、自觉症状明显减轻或基本消失者，每天6餐细软半流质饮食。基本愈合者每天3餐普食加2餐点心，不宜进食油煎、炸和粗纤维多的食物。

出现呕血、幽门梗阻严重或急性穿孔的患者均应禁食。

（四）心理护理

在治疗护理过程中应注重教育，应把防病治病的基本知识介绍给患者，如让患者注意避免精神紧张和不良情绪的刺激，注意精神卫生，注意锻炼身体、增强体质、培养良好的生活习惯，生活有规律，注意劳逸结合，节制烟酒，慎用对胃黏膜有损害的药物等，使患者了解本病的规律性，治疗原则和方法，从而坚定战胜疾病的信心，自觉配合治疗和护理。在心理护理过程中，护士应当了解患者在疾病的不同时期所出现的心理反应，如否认、焦虑、抑郁、孤独感、依赖心理等心理反应，护理上重点要给患者以心理支持，特别帮助他们克服紧张、焦虑、抑郁等常见的心理问题，帮助他们进行认识重建，即认识个人、认识社会，调整和处理好人与人、个人与社会之间的关系，重新找到自己新的起点，减少疾病造成的痛苦和不安。心理护理中，护士应当实施针对性、个性化的心理护理。如对那些具有明显心理素质上弱点的患者，有易暴怒、抑郁、孤僻及多疑倾向者应及早通过心理指导加强其个性的培养，对那些有明显行为问题者，如酗酒、吸烟、多食、缺少运动及A型行为等，应用心理学技术指导其进行矫正；对那些工作和生活环境里存在明显应激源的人，应及时帮助其进行适当的调整，减少不必要的心理刺激。

（五）药物治疗护理

1.制酸剂

胃酸、胃蛋白酶对消化性溃疡的发病有重要作用。制酸药能中和胃酸从而缓解疼痛并降低胃蛋白酶的活性。常用的制酸药分可溶性和不溶性两种。可溶性抗酸药主要为碳酸氢钠，该药止痛效果快，但自肠道吸收迅速，大量及长期应用可引起钠潴留和代谢性碱中毒，且与胃酸相遇可产生CO_2，引起腹胀和继发胃酸增高，故不宜单独使用，而应小剂量与其他抗酸药混合服用。不溶性抗酸药有氢氧化铝、碳酸铝、氧化铝、三硅酸镁等，作用缓慢而持久，肠道不吸收，可单独或联合用药。各种抗酸剂均有其特点，临床上常联合应用，以提高疗效，减少不良反应。抗酸药对缓解溃疡疼痛十分有效，是否能促进溃疡愈合，尚无肯定结论。

使用抗酸药应注意：①在饭后1～2小时服，可延长中和作用时间，而不可在餐前或就餐时服药。睡前加服1次，可中和夜间所分泌的大量酸。②片剂嚼碎后服用效果较好，因药物颗粒愈小溶解愈快，中和酸的作用愈大，因此凝胶或溶液的效果最好，粉剂次之，片剂较差。③抗酸药除可引起便秘、腹泻外，尚可引起一些其他不良反应，特别是当患者有肾功能不全或心力衰竭时，如碳酸氢钠可造成钠潴留和碱中毒；碳酸钙剂量过大时，高血钙可刺激G细胞分泌大量胃泌素，引起胃酸分泌反跳而加重上腹痛；长期大量服用氢氧化铝后，因铝结合饮食中的磷，使肠道对磷的吸收减少，严重缺磷可引起食欲缺乏、软弱无力等，甚至导致软骨病或骨质疏松。

2.抗胆碱能药

这类药物可抑制迷走神经功能，因而具有减少胃酸分泌、解除平滑肌和血管痉挛、改善局部营养和延缓胃排空等作用，后者有利于延长抗酸药和食物对胃酸的中和，达到止痛目的。但其延缓胃排空引起胃窦部潴留，可促使胃酸分泌所以认为不宜用于胃溃疡。抗胆碱能药服后2小时出现最大药理作用，故常于餐后6小时及睡前服用。抗胆碱能药物最大缺点是不但能抑制胃酸分泌，也抑制乙酰胆碱在全身的生理作用，故有口干、视力模糊、心动过速、汗闭、便秘和尿潴留等不良反应，故溃疡出血、幽门梗阻、反流性食管炎、青光眼、前列腺肥大等患者均不宜使用。常用的药物有普鲁苯辛、甲溴阿托品、贝那替秦、山莨菪碱、阿托品等。

3.H_2受体阻滞剂

组织胺通过两种受体而产生效应，其中与胃酸分泌有关的是H_2受体。阻滞H_2受体能抑制胃酸的分泌。代表药是西咪替丁，它对胃酸的分泌具有强大抑制作用。口服后很快被小肠所吸收，在1～2小时血液浓度达高峰，可完全抑制由饮食或胃泌素所引起的胃酸分泌达6～7小时。该药常于进餐时与食物同服。年龄大，伴有肾功能和其他疾病者易发生不良反应。常见的不良反应有头痛、腹泻、嗜睡、疲劳、肌痛、便秘等。其他常用的药物还有雷尼替丁、法莫替丁等。西咪替丁会影响华法林、茶碱或苯妥英的药物代谢，与抗酸剂合用时，间隔时间不小于2小时。

4.丙谷胺及其他减少胃酸分泌药

丙谷胺的分子结构与胃泌素的末端相似，能抑制基础酸排量和最大酸排量，竞争性抑制胃泌素受体，并对胃黏膜有保护和促进愈合作用，其抑酸和缓解症状的作用较西咪替丁弱。该药常于饭前15分钟服用，无明显不良反应。哌仑西平能选择性拮抗乙酰胆碱的促胃分泌效应而不拮抗其他效应,很少有不良反应,宜餐前90分钟服用。甲氧氯普胺为胃运动促进剂,能增强胃窦蠕动加速胃排空,减少食糜等对胃窦部的刺激而使胃酸分泌减少,还可减少胆汁反流,减轻胆汁对胃黏膜的损害。一般用药后60～90分钟可达作用高峰,故宜在餐前30分钟服用,严重的不良反应为锥体外系反应。

5.细胞保护剂

临床常用的细胞保护剂有多种。甘珀酸能加强胃黏液分泌,强固胃黏膜屏障,促进胃黏膜再生。但具有醛固酮样效应,可引起高血压、水肿、低血钾和水、钠潴留等不良反应,故高血压、心脏病、肾脏病和肝脏病患者慎用。服药的最佳时间为餐前15～30分钟和睡前服。胶态次枸橼酸铋,在酸性胃液中与溃疡坏死组织螯合,形成保护性铋蛋白凝固物,使溃疡面与胃酸、胃蛋白酶隔离。宜在餐前1小时和睡前服。严重肾功能不全者忌用,少数人服药后便秘、转氨酶升高。硫糖铝可与胃蛋白酶直接络合或结合,使酶失去活性而发挥作用,宜餐前30分钟及睡前服,偶见口干、便秘、恶心等不良反应。米索前列醇(喜克溃)抑制胃酸分泌,保护黏膜屏障,主要用于非甾体抗炎药合用者,最常见不良反应是腹泻和腹痛,孕妇忌用。

6.质子泵抑制剂

奥美拉唑(洛赛克)直接抑制质子泵,有强烈的抑酸能力,疗效明显,起效快,不良反应少而轻,无严重不良反应。

(六)急性大量出血的护理

1.急诊处理

首先按医嘱插入鼻胃管,建立静脉通道,输液开始宜快,可选用等渗盐水、林格液、右旋糖酐或其他血浆代用品,一般不用高渗溶液。观察意识、血压、脉搏、体温、面色、鼻胃管引出胃液量和颜色、皮肤(干、湿、温度)、肠鸣、上腹压痛、出入量。

2.重症监护

急诊处理后,患者应予重症监护。除密切观察生命体征和出血情况外,应抽血查血红蛋白、血球压积(出血4～6小时后才开始变化)、血型和交叉反应、凝血酶原时间、部分凝血酶原时间或激活部分凝血酶原时间、血钠(开始代偿性升高,补液后降低)、血钾(大量呕吐后降低。多次输液后可增高)、尿素氮(急性出血后24～48小时升高,一般丢失1 000 mL血,尿素氮升高为正常值的2～5倍)、肌酐(肾灌注不足致肌酐升高)。向患者介绍为了确诊可能需做的钡餐、纤维胃镜、胃液分析等检查的过程，使患者受检时更好地合作。告知患者检查时体位、术前服镇静药可能会产生昏睡感，喉部喷局麻药会引起不适。及时了解胃镜检查结果，如无严重再出血应拔除鼻胃管以减少机械刺激。在恶心反射出现前，仍予禁食。

3.再出血

首先观察鼻胃管引出血量、颜色、患者生命体征。再次确定鼻胃管位置是否正确、引流瓶处于低位持续吸引、压力为 10.7 kPa(80 mmHg)。如明确再次出血，安慰患者不必紧张，使患者相信医护人员是可以很好地处理再次出血。

4.胃管灌注

为使血管收缩，减少黏膜血流量，达到一过性止血效果，常经胃管灌注冰生理盐水或冷开水。灌注时抬高头位 30°～45°，关闭吸引管。灌注时应加快滴注速度，观察血压、体温、脉搏、寒战。发生寒战可多盖被，给患者解释不必紧张。注意寒战易诱发心律失常。灌注后注意有无输液过多的症状(呼吸困难)和体征(脉搏快，颈静脉怒张，肺部捻发音)。

(七)急性穿孔的护理

任何消化性溃疡均可发生穿孔，穿孔前常无明显诱因，有些可能由服肾上腺皮质激素、阿司匹林、饮酒和过度劳累诱发。上腹部难以忍受的剧痛及恶心呕吐，常是穿孔引起腹膜炎的症状。患者两腿卷曲，腹肌强直伴反跳痛，甚至出现面色苍白、出冷汗、脉搏细速、血压下降、休克。一般在穿孔后 6 小时内及时治疗，疗效较佳，若不及时抢救可危及生命。一经确诊，患者就应绝对卧床休息，禁食并留置胃管抽吸胃内容物进行胃肠减压。补液、应用抗生素控制腹腔感染。密切观察生命体征，及时发现和纠正休克，迅速做好各种术前准备。

(八)幽门梗阻的护理

功能性或器质性幽门梗阻的早期处理基本相同：①纠正体液和电解质紊乱，严格正确记录每天出入量，抽血测定血清钾、钠、氯及血气分析，了解电解质及酸碱失衡情况，及时补充液体和电解质。②幽门梗阻者每天清晨和睡前用 3%盐水或苏打水洗胃，保留 1 小时后排出。必要时行胃肠减压，连续 72 小时吸引胃内容物，可解除胃扩张和恢复胃张力，抽出胃液也可减轻溃疡周围的炎症和水肿。若对梗阻的性质不明，应作上消化道内镜或钡餐检查，同时也可估计治疗效果。病情好转给流质饮食，每晚餐后4 小时洗胃 1 次，测胃内潴留量，准确记录颜色、气味、性质。临床操作过程中常遇胃管不畅的情况，通常原因是胃管扭曲在口腔或咽部；胃管置入深度不够；胃管置入过深至幽门部或十二指肠内；胃管侧孔紧贴胃壁；食物残渣或凝血块阻塞。有报道胃肠减压过程中发生少见的并发症，如下胃管困难致环杓关节脱位，减压器故障大量气体入胃致腹膜炎，蛔虫堵塞致无效减压，胃管结扎致拔管困难等。③能进流质时，同时服用抗酸剂、西咪替丁等药物治疗。禁用抗胆碱能药物。

对并发症观察经处理后病情是否好转，若未见改善，做好手术准备，考虑外科手术。

第四章　普外科护理

第一节　急性乳腺炎

一、疾病概述

（一）概念

急性乳腺炎是乳腺的急性化脓性感染。多发生于产后3～4周的哺乳期妇女，以初产妇最常见。主要致病菌为金黄色葡萄球菌，少数为链球菌。

（二）相关病理生理

急性乳腺炎开始时局部出现炎性肿块，数天后可形成单房或多房性的脓肿。表浅脓肿可向外破溃或破入乳管自乳头流出；深部脓肿不仅可向外破溃，也可向深部穿至乳房与胸肌间的疏松组织中，形成乳房后脓肿。感染严重者，还可并发脓毒血症。

（三）病因与诱因

1.乳汁淤积

乳汁是细菌繁殖的理想培养基，引起乳汁淤积的主要原因：①乳头发育不良（过小或凹陷）妨碍哺乳。②乳汁过多或婴儿吸乳过少导致乳汁不能完全排空。③乳管不通（脱落上皮或衣服纤维堵塞），影响乳汁排出。

2.细菌入侵

当乳头破损时，细菌沿淋巴管入侵是感染的主要途径。细菌也可直接侵入乳管，上行至腺小叶而致感染。细菌主要来自婴儿口腔、母亲乳头或周围皮肤。

多数发生于初产妇,因其缺乏哺乳经验;也可发生于断奶时,6个月以后的婴儿已经长牙,易致乳头损伤。

(四)临床表现

1.局部表现

初期患侧乳房红、肿、胀、痛,可有压痛性肿块,随病情发展症状进行性加重,数天后可形成单房或多房性的脓肿。脓肿表浅时局部皮肤可有波动感和疼痛,脓肿向深部发展可穿至乳房与胸肌间的疏松组织中,形成乳房后脓肿和腋窝脓肿,并出现患侧腋窝淋巴结肿大、压痛。局部表现可有个体差异,应用抗生素治疗的患者,局部症状可被掩盖。

2.全身表现

感染严重者,可并发败血症,出现寒战、高热、脉快、食欲减退、全身不适、白细胞数上升等症状。

(五)辅助检查

(1)实验室检查:白细胞计数及中性粒细胞比例增多。

(2)B超检查:确定有无脓肿及脓肿的大小和位置。

(3)诊断性穿刺:在乳房肿块波动最明显处或压痛最明显的区域穿刺,抽出脓液可确诊脓肿已经形成。脓液应做细菌培养和药敏试验。

(六)治疗原则

主要原则为控制感染,排空乳汁。脓肿形成以前以抗菌药治疗为主,脓肿形成后,需及时切开引流。

1.非手术治疗

(1)一般处理:①患乳停止哺乳,定时排空乳汁,消除乳汁淤积。②局部外敷,用25%硫酸镁湿敷,或采用中药蒲公英外敷,也可用物理疗法促进炎症吸收。

(2)全身抗菌治疗:原则为早期、足量应用抗生素。针对革兰阳性球菌有效的药物,如青霉素、头孢菌素等。由于抗生素可被分泌至乳汁,故避免使用对婴儿有不良影响的抗菌药,如四环素、氨基糖苷类、磺胺类和甲硝唑。如治疗后病情无明显改善,则应重复穿刺以了解有无脓肿形成,或根据脓液的细菌培养和药敏试验结果选用抗生素。

(3)中止乳汁分泌:患者治疗期间一般不停止哺乳,因停止哺乳不仅影响婴儿的喂养,且提供了乳汁淤积的机会。但患侧乳房应停止哺乳,并以吸乳器或手法按摩排出乳汁，局部热敷。若感染严重或脓肿引流后并发乳瘘（切口常出现乳汁）需回乳，常用方法：①口服溴隐亭 1.25 mg，每天 2 次，服用 7～14 天；或口服己烯雌酚 1～2 mg，每天 3 次，2～3 天。②肌内注射苯甲酸雌二醇，每次2 mg，每天 1 次，至乳汁分泌停止。③中药炒麦芽，每天 60 mg，分 2 次煎服或芒硝外敷。

2.手术治疗

脓肿形成后切开引流。于压痛、波动最明显处先穿刺抽吸取得脓液后，于该处切开放置引流，脓液做细菌培养及药物敏感试验。脓肿切开引流时注意：①切口一般呈放射状，避免损伤乳管引起乳瘘；乳晕部脓肿沿乳晕边缘做弧形切口；乳房深部较大脓肿或乳房后脓肿，沿乳房下缘做弧形切口，经乳房后间隙引流。②分离多房脓肿的房间隔以利引流。③为保证引流通畅，引流条应放在脓腔最低部位，必要时另加切口作对口引流。

二、护理评估

（一）一般评估

1.生命体征（T、P、R、BP）

评估是否有体温升高，脉搏加快。急性乳腺炎患者通常有发热，可有低热或高热；发热时呼吸、脉搏加快。

2.患者主诉

询问患者是否为初产妇，有无乳腺炎、乳房肿块、乳头异常溢液等病史；询问有无乳头内陷；评估有无不良哺乳习惯，如婴儿含乳睡觉、乳头未每天清洁等；询问有无乳房胀痛，浑身发热、无力、寒战等症状。

3.相关记录

体温、脉搏、皮肤异常等记录结果。

（二）身体评估

1.视诊

乳房皮肤有无红、肿、破溃、流脓等异常情况；乳房皮肤红肿的开始时间、位置、范围、进展情况。

2.触诊

评估乳房乳汁淤积的位置、范围、程度及进展情况；乳房有无肿块，乳房皮下有无波动感，脓肿是否形成，脓肿形成的位置、大小。

（三）心理-社会评估

评估患者心理状况，是否担心婴儿喂养与发育、乳房功能及形态改变。

（四）辅助检查阳性结果评估

患者血常规检查示血白细胞计数及中性粒细胞比例升高提示有炎症的存在；根据B超检查的结果判断脓肿的大小及位置，诊断性穿刺后方可确诊脓肿形成；根据脓液的药物敏感试验选择抗生素。

（五）治疗效果的评估

1.非手术治疗评估要点

应用抗生素是否有效果，乳腺炎症是否得到控制，患者体温是否恢复正常；回乳措施是否起效，乳汁淤积情况有无改善，患者乳房肿胀疼痛有无减轻或加重；患者是否了解哺乳卫生和预防乳腺炎的知识，情绪是否稳定。

2.手术治疗评估要点

手术切开排脓是否彻底；伤口愈合情况是否良好。

三、主要护理诊断（问题）

(1)疼痛：与乳汁淤积、乳房急性炎症使乳房压力显著增加有关。

(2)体温过高：与乳腺急性化脓性感染有关。

(3)知识缺乏：与不了解乳房保健和正确哺乳知识有关。

(4)潜在并发症：乳瘘。

四、护理措施

（一）缓解疼痛

1.防止乳汁淤积

患乳暂停哺乳，定时用吸乳器吸净乳汁。

2.按摩、热敷

每天定时给予手法按摩、辅助热敷物理治疗，疏通阻塞的乳腺管，刺激乳窦，使乳汁流畅，淤积的硬块消散，预防乳腺脓肿发生。

3.托起乳房

用三角巾或宽松胸罩拖起患侧乳房，减轻疼痛和肿胀。

（二）控制体温和感染

1.控制感染

遵医嘱抽血培养和药物敏感试验，使用抗菌药物并观察疗效。

2.病情观察

定时测量体温、脉搏、呼吸，监测白细胞、中性粒细胞变化。

3.高热护理

发热期间给予温水擦浴、冰袋降温等物理降温，必要时遵医嘱予药物降温；伴有畏寒、发抖等症状者，注意保暖；保持口腔和皮肤清洁。

（三）脓肿切开引流术后护理

保持引流通畅，观察引流液的量、性状、颜色及气味变化，及时更换敷料。

（四）用药护理

遵医嘱早期使用抗菌药，根据药物敏感试验选择合适的抗菌药，注意评估患者有无药物不良反应。

（五）饮食与运动

给予高蛋白、高维生素、低脂肪食物，保证足量水分摄入。注意休息，适当运动，劳逸结合。

（六）心理护理

观察了解患者心理状况，给予必要的疾病有关的知识宣教，抚慰其紧张急躁情绪。

（七）健康教育

1.保持乳头和乳晕清洁

每次哺乳前后清洁乳头，保持局部干燥清洁。

2.纠正乳头内陷

妊娠期每天挤捏、提拉乳头。

3.养成良好的哺乳习惯

定时哺乳，每次哺乳时让婴儿吸净乳汁，如有淤积及时用吸乳器或手法按摩排出乳汁；培养婴儿不含乳头睡眠的习惯；注意婴儿口腔卫生，及时治疗婴儿口腔炎症。

4.及时处理乳头破损

乳晕破损或皲裂时暂停哺乳，用吸乳器吸出乳汁哺乳婴儿；局部用温水清洁后涂以抗菌药软膏，待愈合后再行哺乳；症状严重时及时诊治。

五、护理评价

（1）患者的乳汁淤积情况有无改善，是否学会正确排出淤积乳汁的方法，是否坚持每天挤出已经淤积的乳汁，回乳措施是否产生效果，乳房胀痛有无逐渐减轻。

(2)患者乳房皮肤的红肿情况有无好转,乳房皮肤有无溃烂,乳房肿块有无消失或增大。

(3)患者应用抗生素后体温有无恢复正常,炎症有无消退,炎症有无进一步发展为脓肿。

(4)患者脓肿有无及时切开引流,伤口愈合情况是否良好。

(5)患者是否了解哺乳卫生和预防乳腺炎的知识,焦虑情绪是否改善。

第二节 肝 脓 肿

一、细菌性肝脓肿患者的护理

当全身性细菌感染,特别是腹腔内感染时,细菌侵入肝脏,如果患者抵抗力弱,可发生细菌性肝脓肿。细菌可以从下列途径进入肝脏。①胆道:细菌沿着胆管上行,是引起细菌性肝脓肿的主要原因。包括胆石、胆囊炎、胆道蛔虫、其他原因所致胆管狭窄与阻塞等。②肝动脉:体内任何部位的化脓性病变,细菌可经肝动脉进入肝脏。如:败血症、化脓性骨髓炎、痈、疔等。③门静脉:已较少见,如坏疽性阑尾炎、细菌性痢疾等,细菌可经门静脉入肝。④肝脏开放性损伤:细菌可直接经伤口进入肝,引起感染而形成脓肿。细菌性肝脓肿的致病菌多为大肠埃希菌、金黄色葡萄球菌、厌氧链球菌等。肝脓肿可以是单个脓肿,也可以是多个小脓肿,数个小脓肿可以融合成为一个大脓肿。

(一)护理评估

1.健康史

注意询问有无胆道感染和胆道疾病、全身其他部位的化脓性感染特别是肠道的化脓性感染、肝脏外伤病史,是否有肝脓肿病史,是否进行过系统治疗。

2.身体状况

本病通常继发于某种感染性先驱疾病,起病急,主要症状为骤起寒战、高热、肝区疼痛和肝大。体温可高达 39 ~40 ℃,多表现为弛张热,伴有大汗、恶心、呕吐、食欲缺乏。肝区疼痛多为持续性钝痛或胀痛,有时可伴有右肩牵涉痛,右下胸及肝区叩击痛,增大的肝有压痛。肝前下缘比较表浅的脓肿,可有右上腹肌紧张和局部明显触痛。巨大的肝脓肿可使右季肋区呈饱满状态,甚至可见局限性隆起，局部皮肤可出现凹陷性水肿。严重时或并发胆道梗阻者，可出现黄疸。

3.心理-社会状况

细菌性肝脓肿起病急剧，症状重，如果治疗不彻底容易反复发作转为慢性，并且细菌性肝脓肿极易引起严重的全身性感染，导致感染性休克，患者产生焦虑。

4.辅助检查

(1)血液检查：化验检查白细胞计数及中性粒细胞增多，有时出现贫血。肝功能检查可出现不同程度的损害和低蛋白血症。

(2)X线胸腹部检查：右叶脓肿可见右膈肌升高，运动受限；肝影增大或局限性隆起；有时伴有反应性胸膜炎或胸腔积液。

(3)B超：在肝内可显示液平段，可明确其部位和大小，阳性诊断率在96%以上，为首选的检查方法。必要时可做CT检查。

(4)诊断性穿刺：抽出脓液即可证实本病。

(5)细菌培养：脓液细菌培养有助于明确致病菌，选择敏感的抗生素，并与阿米巴性肝脓肿相鉴别。

5.治疗要点

(1)全身支持疗法：给予充分营养，纠正水和电解质及酸碱平衡失调，必要时少量多次输血和血浆以纠正低蛋白血症，增强机体抵抗力。

(2)抗生素治疗：应使用大剂量抗生素。由于肝脓肿的致病菌以大肠埃希菌、金黄色葡萄球菌和厌氧性细菌最为常见，在未确定病原菌之前，可首选对此类细菌有效的抗生素，然后根据细菌培养和抗生素敏感试验结果选用有效的抗生素。

(3)经皮肝穿刺脓肿置管引流术：适用于单个较大的脓肿。在B型超声引导下进行穿刺。

(4)手术治疗：对于较大的单个脓肿，估计有穿破可能，或已经穿破胸腹腔；胆源性肝脓肿；位于肝左外叶脓肿，穿刺易污染腹腔；慢性肝脓肿，应施行经腹切开引流。病程长的慢性局限性厚壁脓肿，也可行肝叶切除或部分肝切除术。多发性小脓肿不宜行手术治疗，但对其中较大的脓肿，也可行切开引流。

(二)护理诊断及合作性问题

1.营养失调

营养低于机体需要量，与高代谢消耗或慢性消耗病程有关。

2.体温过高

其与感染有关。

3.急性疼痛

其与感染及脓肿内压力过高有关。

4.潜在并发症

急性腹膜炎、上消化道出血、感染性休克。

(三)护理目标

患者能维持适当营养,维持体温正常,疼痛减轻,无急性腹膜炎休克等并发症发生。

(四)护理措施

1.术前护理

(1)病情观察,配合抢救中毒性休克。

(2)高热护理:保持病室空气新鲜、通风、温湿度合适,物理降温。衣着适量,及时更换汗湿衣。

(3)维持适当营养:对于非手术治疗和术前的患者,给予高蛋白、高热量饮食,纠正水、电解质平衡失调和低蛋白血症。

(4)遵医嘱正确应用抗生素。

2.术后护理

(1)经皮肝穿刺脓肿置管引流术术后护理:术前做术区皮肤准备,协助医师进行穿刺部位的准确定位。术后向医师询问术中情况及术后有无特殊观察和护理要求。患者返回病房后,观察引流管固定是否牢固,引流液性状,引流管道是否密闭。术后第二天或数天开始进行脓腔冲洗,冲洗液选用等渗盐水(或遵医嘱加用抗生素)。冲洗时速度缓慢,压力不宜过高,估算注入液与引出液的量。每次冲洗结束后,可遵医嘱向脓腔内注入抗生素。待到引流出或冲洗出的液体变清澈,B型超声检查脓腔直径<2 cm即可拔管。

(2)切开引流术术后护理:切开引流术术后护理遵循腹部手术术后护理的一般要求。除此之外,每天用生理盐水冲洗脓腔,记录引流液量,<10 mL或脓腔容积<15 mL,即考虑拔除引流管,改凡士林纱布引流,致脓腔闭合。

3.健康指导

为了预防肝脓肿疾病的发生,应教育人们积极预防和治疗胆道疾病,及时处理身体其他部位的化脓性感染。告知患者应用抗生素和放置引流管的目的和注意事项，取得患者的信任和配合。术后患者应加强营养和提高抵抗力，定期复查。

（五）护理评价

患者是否能维持适当营养，体温是否正常，疼痛是否减轻，有无急性腹膜炎、上消化道出血、感染性休克等并发症发生。

二、阿米巴性肝脓肿患者的护理

阿米巴性肝脓肿是阿米巴肠病的并发症，阿米巴原虫从结肠溃疡处经门静脉血液或淋巴管侵入肝内并发脓肿，常见于肝右叶顶部，多数为单发性。原虫产生溶组织酶，导致肝细胞坏死、液化组织和血液、渗液组成脓肿。

（一）护理评估

1.健康史

注意询问有无阿米巴痢疾病史。

2.身体状况

阿米巴性肝脓肿有与跟细菌性肝脓肿相似的表现，两者的区别详见表4-1。

表4-1　细菌性肝脓肿与阿米巴性肝脓肿的鉴别

鉴别要点	细菌性肝脓肿	阿米巴性肝脓肿
病史	继发于胆道感染或其他化脓性疾病	继发于阿米巴痢疾后
症状	病情急骤严重，全身中毒症状明显，有寒战、高热	起病较缓慢，病程较长，可有高热，或不规则发热、盗汗
血液化验	白细胞计数及中性粒细胞可明显增加。血液细菌培养可阳性	白细胞计数可增加，如无继发细菌感染液细菌培养阴性。血清学阿米巴抗体检查阳性
粪便检查	无特殊表现	部分患者可找到阿米巴滋养体或结肠溃面（乙状结肠镜检）黏液或刮取涂片可找阿米巴滋养体或包囊
脓液	多为黄白色脓液，涂片和培养可发现细菌	大多为棕褐色脓液，无臭味，镜检有时可到阿米巴滋养体。若无混合感染，涂片和培养无细菌
诊断性治疗	抗阿米巴药物治疗无效	抗阿米巴药物治疗有好转
脓肿	较小，常为多发性	较大，多为单发，多见于肝右叶

3.心理-社会状况

由于病程长，忍受较重的痛苦，担忧预后或经济拮据等原因，患者常有焦虑、悲伤或恐惧反应。

4.辅助检查

基本同细菌性肝脓肿。

5.治疗要点

阿米巴性肝脓肿以非手术治疗为主。应用抗阿米巴药物，加强支持疗法纠正低蛋白、贫血等，无效者穿刺置管闭式引流或手术切开引流，多可获得良好的疗效。

(二)护理诊断及合作性问题

(1)营养失调：低于机体需要量，与高代谢消耗或慢性消耗病程有关。

(2)急性疼痛：与脓肿内压力过高有关。

(3)潜在并发症：合并细菌感染。

(三)护理措施

1.非手术疗法和术前护理

(1)加强支持疗法：给予高蛋白、高热量和高维生素饮食，必要时少量多次输新鲜血、补充丙种球蛋白，增强抵抗力。

(2)正确使用抗阿米巴药物，注意观察药物的不良反应。

2.术后护理

除继续做好非手术疗法护理外，重点做好引流的护理。宜用无菌水封瓶闭式引流，每天更换消毒瓶，接口处保持无菌，防止继发细菌感染。如继发细菌感染需使用抗生素。

第三节　肠　梗　阻

一、概述

肠梗阻指肠内容物在肠道中通过受阻，为常见急腹症，可因多种因素引起。起病初梗阻肠段先有解剖和功能性改变，继则发生体液和电解质的丢失、肠壁循环障碍坏死和继发感染，最后可致毒血症休克死亡。当然如能及时诊断积极治疗大多能逆转病情的发展以至治愈。

二、病因

(一)机械性肠梗阻

1.肠外原因

(1)粘连与粘连带压迫:粘连可引起肠折叠扭转而造成梗阻。先天性粘连带较多见于小儿;腹部手术或腹内炎症产生的粘连是成人肠梗阻最常见的原因,但少数病例可无腹部手术及炎症史。

(2)嵌顿性外疝或内疝。

(3)肠扭转常由于粘连所致。

(4)肠外肿瘤或腹块压迫。

2.肠管本身的原因

(1)先天性狭窄和闭孔畸形。

(2)炎症,肿瘤,吻合手术及其他因素所致的狭窄。例如,炎症性肠病、肠结核、放射性损伤、肠肿瘤(尤其是结肠瘤)、肠吻合等。

(3)肠套叠在成人较少见,多因息肉或其他肠管病变引起。

3.肠腔内原因

成团蛔虫异物或粪块等引起的肠梗阻已不常见。巨大胆石通过胆囊或胆总管-指肠瘘管进入肠腔,产生胆石性肠梗阻的病例时有报道。

(二)动力性肠梗阻

(1)麻痹性:腹部大手术后腹膜炎、腹部外伤、腹膜后出血、某些药物肺炎、脓胸脓毒血症、低钾血症、或其他全身性代谢紊乱均可并发麻痹性肠梗阻。

(2)痉挛性:肠道炎症及神经系统功能紊乱均可引起肠管暂时性痉挛。

(三)血管性肠梗阻

肠系膜动脉栓塞或血栓形成和肠系膜静脉血栓形成为主要病因。各种病因引起肠梗阻的频率随年代地区、民族医疗卫生条件等不同而有所不同。例如,嵌顿疝所致的机械性肠梗阻的发生率最高,随着医疗水平的提高、预防性疝修补术得到普及,现已明显减少。而粘连所致的肠梗阻的发生率明显上升。

三、病理改变

(一)机械性肠梗阻

单纯性完全机械性肠梗阻发生后,梗阻部位以上的肠腔扩张,肠壁变薄,黏膜易有糜烂和溃疡发生,浆膜可被撕裂,整个肠壁可因血供障碍而坏死穿孔,梗阻以下部分肠管多呈空虚坍陷。

(二)麻痹性肠梗阻

麻痹性肠梗阻时肠管扩张肠壁变薄。

(三)绞窄性肠梗阻

在绞窄性肠梗阻的早期,由于静脉回流受阻,小静脉和毛细血管可发生淤血、通透性增加,甚至破裂而渗出血浆或血液,此时肠管内因充血和水肿而呈紫色,继而出现动脉血流受阻、血栓形成,肠壁因缺血而坏死,肠内细菌和毒素可通过损伤的肠壁进入腹腔,坏死的肠管呈紫黑色最后可自行破裂。

四、病理生理

肠梗阻的主要病理生理改变为膨胀体液和电解质的丢失,以及感染和毒血症。这些改变的严重程度视梗阻部位的高低、梗阻时间的长短及肠壁有无血液供应障碍而不同。

(一)肠膨胀

机械性肠梗阻时,梗阻以上的肠腔因积液积气而膨胀,肠段对梗阻的最先反应是增强蠕动,而强烈的蠕动引起肠绞痛。此时食管上端括约肌发生反射性松弛,患者在吸气时不自觉地将大量空气吞入胃肠,因此肠腔积气的70%是咽下的空气,其中大部分是氮气,不易被胃肠吸收,其余30%的积气是肠内酸碱中和与细菌发酵作用产生的,或自备注弥散至肠腔的CO_2、H_2、CH_4等气体。正常成人每天消化道分泌的唾液、胃液、胆液、胰液和肠液的总量约8 L,绝大部分被小肠黏膜吸收,以保持体液平衡。肠梗阻时大量液体和气体聚积在梗阻近端引起肠膨胀,而膨胀能抑制肠壁黏膜吸收水分,以后又刺激其增加分泌,如此肠腔内液体越积越多,使肠膨胀进行性加重。在单纯性肠梗阻,肠管内压力一般较低,初始常低于8 cmH_2O。

但随着梗阻时间的延长,肠管内压力甚至可达到18 cmH_2O。结肠梗阻止肠腔内压力平均多在25 cmH_2O。结肠梗阻时肠腔内压力平均多在25 cmH_2O以上,甚至有高到52 cmH_2O。肠管内压力的增高可使肠壁静脉回流障碍,引起肠壁充血水肿,通透性增加。肠管内压力继续增高可使肠壁血流阻断使单纯性肠梗阻变为绞窄性肠梗阻。严重的肠膨胀甚至可使横膈抬高,影响患者的呼吸和循环功能。

(二)体液和电解质的丢失

肠梗阻时肠膨胀可引起反射性呕吐。高位小肠梗阻时呕吐频繁,大量水分和电解质被排出体外。如梗阻位于幽门或十二指肠上段，呕出过多胃酸，则易产生脱水和低氯低钾性碱中毒。如梗阻位于十二指肠下段或空肠上段，则重碳酸盐的丢失严重。低位肠梗阻，呕吐虽远不如高位者少见，但因肠黏膜吸收功能降低而分泌液量增多，梗阻以上肠腔中积留大量液体，有时多达 5～10 L，内含大量碳酸氢钠。这些液体虽未被排出体外，但封闭在肠腔内不能进入血液，等于体液的丢失。此外，过度的肠膨胀影响静脉回流，导致肠壁水肿和血浆外渗，在绞窄性肠梗阻时，血和血浆的丢失尤其严重。因此，患者多发生脱水伴少尿、氮质血症和酸中毒。如脱水持续，血液进一步浓缩，则导致低血压和低血容量休克。失钾和不进饮食所致的血钾过低可引起肠麻痹，进而加重肠梗阻的发展。

(三)感染和毒血症

正常人的肠蠕动使肠内容物经常向前流动和更新，因此小肠内是无菌的，或只有极少数细菌。单纯性机械性小肠梗阻时，肠内纵有细菌和毒素也不能通过正常的肠黏膜屏障，因而危害不大。若梗阻转变为绞窄性，开始时，静脉血流被阻断，受累的肠壁渗出大量血液和血浆，使血容量进一步减少，继而动脉血流被阻断而加速肠壁的缺血性坏死。绞窄段肠腔中的液体含大量细菌(如梭状芽孢杆菌、链球菌、大肠埃希菌等)、血液和坏死组织，细菌的毒素，以及血液和坏死组织的分解产物均具有极强的毒性。这种液体通过破损或穿孔的肠壁进入腹腔后，可引起强烈的腹膜刺激和感染，被腹膜吸收后，则引起脓毒血症。严重的腹膜炎和毒血症是导致肠梗阻患者死亡的主要原因。

除上述三项主要的病理生理改变之外，如发生绞窄性肠梗阻往往还伴有肠壁、腹腔和肠腔内的渗血，绞窄的肠襻越长，失血量越大，亦是导致肠梗阻患者死亡的原因之一。

五、临床表现

症状和体征典型的肠梗阻是不难诊断的，但缺乏典型表现者诊断较困难。X 线腹部透视或摄片检查对证实临床诊断、确定肠梗阻的部位很有帮助。正常人腹部 X 线平片上只能在胃和结肠内见到少量气体。如小肠内有气体和液平面，表明肠内容物通过障碍，提示肠梗阻的存在。急性小肠梗阻通常要经过 6 小时肠内才会积聚足够的液体和气体，形成明显的液平面经过 12 小时，肠扩张的程度肯定达到诊断水平。结肠梗阻发展到 X 线征象出现的时间就更长。充气的小肠特别是空肠可从横绕肠管的环状襞加以辨认，并可与具有结肠袋影的结肠相区别。此外，典型的小肠肠型多在腹中央部分，而结肠影在腹周围或在盆腔。根据患者体力情况可采用立或卧式，从正位或侧位摄片，必要时进行系列摄片。

肠梗阻的诊断确定后，应进步鉴别梗阻的类型。因于治疗及预后方面差异很大，如机械性肠梗阻多需手术解除，动力性肠梗阻则可用保守疗法治愈，绞窄性肠梗阻应尽早进行手术，而单纯性机械性肠梗阻可先试行保守治疗。应鉴别之点如下。

（一）鉴别机械性肠梗阻和动力性肠梗阻

首先要从病史上分析有无机械梗阻因素。动力性肠梗阻包括常见的麻痹性和少见的痉挛性肠梗阻。机械性肠梗阻的特征是阵发性肠绞痛、肠鸣音亢进和非对称性腹胀；而麻痹性肠梗阻的特征为无绞痛、肠鸣音消失和全腹均匀膨胀；痉挛性肠梗阻可有剧烈腹痛突然发作和消失，间歇期不规则，肠鸣音减弱而不消失，但无腹胀。X线腹部平片有助于两者的鉴别：机械性梗阻的肠胀气局限于梗阻部位以上的肠段；麻痹性梗阻时，全部胃、小肠和结肠均有胀气，程度大致相同；痉挛性梗阻时，肠无明显胀气和扩张。每隔分钟拍摄正、侧位腹部平片以观察小肠有无运动，常可鉴别机械性与麻痹性肠梗阻。

（二）鉴别单纯性肠梗阻和绞窄性肠梗阻

绞窄性肠梗阻可发生于单纯性机械性肠梗阻的基础上，单纯性肠梗阻因治疗不善而转变为绞窄性肠梗阻的占15%～43%，一般认为出现下列征象应疑有绞窄性肠梗阻。

(1)急骤发生的剧烈腹痛持续不减，或由阵发性绞痛转变为持续性腹痛，疼痛的部位较为固定。若腹痛涉及背部提示肠系膜受到牵拉，更提示为绞窄性肠梗阻。

(2)腹部有压痛、反跳痛和腹肌强直，腹胀与肠鸣音亢进则不明显。

(3)呕吐物、胃肠减压引流物、腹腔穿刺液含血液，亦可有便血。

(4)全身情况急剧恶化，毒血症表现明显，可出现休克。

(5)X线平片检查可见梗阻部位以上肠段扩张并充满液体，状若肿瘤或呈“C”形面被称为“咖啡豆征”，在扩张的肠管间常可见有腹水。

（三）鉴别小肠梗阻和结肠梗阻

高位小肠梗阻呕吐频繁而腹胀较轻，低位小肠梗阻则反之。结肠梗阻的临床表现与低位小肠梗阻相似。但X线腹部平片检查则可区别。小肠梗阻是充气之肠襻遍及全腹，液平较多，而结肠则不显示。若为结肠梗阻则在腹部周围可见扩张的结肠和袋形，小肠内积气则不明显。

(四)鉴别完全性肠梗阻和不完全性肠梗阻

完全性肠梗阻多为急性发作而且症状明显,不完全性肠梗阻则多为慢性梗阻,症状不明显,往往为间隙性发作。X线平片检查完全性肠梗阻者肠襻充气扩张明显,不完全性肠梗阻则反之。

(五)肠梗阻病因的鉴别诊断

判断病因可从年龄、病史、体检、X线检查等方面的分析着手。例如,患者以往有过腹部手术、创伤、感染的病史,应考虑肠粘连或粘连带所致的梗阻;患者有肺结核,应想到肠结核或腹膜结核引起肠梗阻的可能。遇风湿性心瓣膜病伴心房纤颤、动脉粥样硬化或闭塞性动脉内膜炎的患者,应考虑肠系膜动脉栓塞;而门静脉高压和门静脉炎可致门静脉栓塞。这些动静脉血流受阻是血管性肠梗阻的常见原因。在儿童中,蛔虫引起肠堵塞偶可见到;3岁以下婴幼儿中原发性肠套叠多见;青、中年患者的常见病因是肠粘连、嵌顿性外疝和肠扭转;老年人的常见病因是结肠癌、乙状结肠扭转和粪块堵塞,而结肠梗阻病例的90%为癌性梗阻。成人中肠套叠少见,多继发于Meckel憩室、肠息肉和肿瘤。在腹部检查时,要特别注意腹部手术切口瘢痕和隐蔽的外疝。

腹痛、呕吐、腹胀、便秘和停止排气是肠梗阻的典型症状但在各类肠梗阻中轻重并不一致。

1.腹痛

肠梗阻的患者大多有腹痛。在急性完全性机械性小肠梗阻患者中,腹痛表现为阵发性绞痛。是由梗阻部位以上的肠管强烈蠕动所引起,多位于腹中部,常突然发作,逐步加剧至高峰,持续数分钟后缓解。间隙期可以完全无痛,但过段时间后可以再发,绞痛的程度和间隙期的长短则视梗阻部位的高低和病情的缓急而异。一般而言,十二指肠、上段空肠梗阻时呕吐可起减压作用,患者绞痛较轻。而低位回肠梗阻则可因肠胀气抑制肠蠕动,故绞痛亦轻。唯急性空肠梗阻时绞痛较剧烈,一般每2～5分钟即发作一次。不完全性肠梗阻腹痛较轻,在一阵肠鸣或排气后可见缓解。慢性肠梗阻亦然,且间隙期亦长。急性机械性结肠梗阻时腹痛多在下腹部。一般较小肠梗阻为轻。结肠梗阻时若回盲瓣功能正常,结肠内容物不能逆流到小肠,肠腔因而逐渐扩大,压力增高,因之除阵发性绞痛外可有持续性钝痛。此种情况的出现应注意有闭襻性肠梗阻的可能性。发作间隙期的持续性钝痛亦是绞窄性肠梗阻的早期表现。如若肠壁已发生缺血坏死则呈持续性剧烈腹痛。至于麻痹性肠梗阻,由于肠肌已无蠕动能力,故无肠绞痛发作，可由高度肠管膨胀而引起腹部持续性胀痛。

2.呕吐

肠梗阻患者几乎都有呕吐，早期为反射性呕吐，吐出物多为胃内容物。后期则为反流性呕吐，因梗阻部位高低而不同，部位越高，呕吐越频越剧烈。低位小肠梗阻时呕吐较轻亦较疏。结肠梗阻时，由于回盲瓣可以阻止反流故早期可无呕吐，但后期回盲瓣因肠腔过度充盈而关闭不全时亦有较剧烈的呕吐，吐出物可含粪汁。

3.腹胀

腹胀是较迟出现的症状，其程度与梗阻部位有关。高位小肠梗阻由于频繁呕吐多无明显腹胀；低位小肠梗阻或结肠梗阻的晚期常有显著的全腹膨胀。闭襻性梗阻的肠段膨胀很突出，常呈不对称的局部膨胀。麻痹性肠梗阻时，全部肠管均膨胀扩大，故腹胀显著。

4.便秘和停止排气

完全性肠梗阻时，患者排便和排气现象消失。但在高位小肠梗阻的最初2～3天，如梗阻以下肠腔内积存了粪便和气体，则仍有排便和排气现象，不能因此否定完全性梗阻的存在。同样，在绞窄性肠梗阻如肠扭转、肠套叠及结肠癌所致的肠梗阻等都仍可有血便或脓血便排出。

5.全身症状

单纯性肠梗阻患者一般无明显的全身症状，但呕吐频繁和腹胀严重者必有脱水，血钾过低者有疲软、嗜睡、乏力和心律失常等症状。绞窄性肠梗阻患者的全身症状最显著，早期即有虚脱，很快进入休克状态。伴有腹腔感染者，腹痛持续并扩散至全腹，同时有畏寒、发热、白细胞增多等感染和毒血症表现。

六、治疗措施

肠梗阻的治疗方法取决于梗阻的原因、性质、部位、病情和患者的全身情况。但不论采取何种治疗方法，纠正肠梗阻所引起的水、电解质和酸碱平衡的失调，做胃肠减压以改善梗阻部位以上肠段的血液循环，以及控制感染等皆属必要。

(一)纠正脱水、电解质丢失和酸碱平衡失调

脱水与电解质的丢失与病情与病类有关。应根据临床经验与血化验结果予以估计。一般成人症状较轻的约需补液 1 500 mL，有明显呕吐的则需补 3 000 mL，而伴周围循环虚脱和低血压时则需补液 4 000 mL 以上。若病情一时不能缓解则尚需补给从胃肠减压及尿中排泄丢失的量，以及正常的每天需要量。当尿量

排泄正常时，尚需补给钾盐。低位肠梗阻多因碱性肠液丢失易有酸中毒，而高位肠梗阻则因胃液和钾的丢失易发生碱中毒，皆应予以相应的纠正。在绞窄性肠梗阻和机械性肠梗阻的晚期，可有血浆和全血的丢失，产生血液浓缩或血容量的不足，故尚应补给全血或血浆、清蛋白等方能有效地纠正循环障碍。

在制定或修改此项计划时，必须根据患者的呕吐情况、脱水体征，每小时尿量和尿比重，血钠、钾、氯离子、二氧化碳结合力、血肌酐，以及血细胞压积、中心静脉压的测定结果加以调整。由于酸中毒、血浓缩、钾离子从细胞内逸出，血钾测定有时不能真实地反映细胞缺钾情况。而应进行心电图检查作为补充。补充体液和电解质、纠正酸碱平衡失调的目的在于维持机体内环境的相对稳定，保持机体的抗病能力，使患者在肠梗阻解除之前度过难关，能在有利的条件下经受外科手术治疗。

(二)胃肠减压

通过胃肠插管减压可引出吞入的气体和滞留的液体，解除肠膨胀，避免吸入性肺炎，减轻呕吐，改善由于腹胀引起的循环和呼吸窘迫症状，在一定程度上能改善梗阻以上肠管的淤血、水肿和血液循环。少数轻型单纯性肠梗阻经有效的减压后肠腔可恢复通畅。胃肠减压可减少手术操作困难，增加手术的安全性。

减压管一般有两种：较短的一种(Levin 管)可放置在胃或十二指肠内，操作方便，对高位小肠梗阻减压有效；另一种减压管长数米(Miller-Abbott 管)，适用于较低位小肠梗阻和麻痹性肠梗阻的减压，但操作费时，放置时需要 X 线透视以确定管端的位置。结肠梗阻发生肠膨胀时，插管减压无效，常需手术减压。

(三)控制感染和毒血症

肠梗阻时间过长或发生绞窄时，肠壁和腹膜常有多种细菌感染(如大肠埃希菌、梭形芽孢杆菌、链球菌等)，积极地采用以抗革兰阴性杆菌为重点的广谱抗生素静脉滴注治疗十分重要，动物实验和临床实践都证实应用抗生素可以显著降低肠梗阻的病死率。

(四)解除梗阻恢复肠道功能

对单纯性机械性肠梗阻，尤其是早期不完全性肠梗阻，如由蛔虫、粪块堵塞或炎症粘连所致的肠梗阻等可做非手术治疗。早期肠套叠、肠扭转引起的肠梗阻亦可在严密的观察下先行非手术治疗。动力性肠梗阻除非伴有外科情况，不需手术治疗。

非手术治疗除前述各项治疗外尚可加用下列措施。

(1)油类:可用液状石蜡、生豆油或菜油 200～300 mL 分次口服或由胃肠减压管注入。适用于病情较重,体质较弱者。

(2)麻痹性肠梗阻如无外科情况可用新斯的明注射、腹部芒硝热敷等治疗。

(3)针刺足三里、中脘、天枢、内关、合谷、内庭等穴位可作为辅助治疗。

绝大多数机械性肠梗阻需做外科手术治疗,缺血性肠梗阻和绞窄性肠梗阻更宜及时手术处理。外科手术的主要内容:①松解粘连或嵌顿性疝,整复扭转或套叠的肠管等,以消除梗阻的局部原因。②切除坏死的或有肿瘤的肠段,引流脓肿等,以清除局部病变。③肠造瘘术可解除肠膨胀,便利肠段切除,肠吻合术可绕过病变肠段,恢复肠道的通畅。

七、急救护理

急性肠梗阻护理要点是围绕矫正因肠梗阻引起的全身性生理紊乱和解除梗阻而采取的相应措施,即胃肠减压,纠正水、电解质紊乱和酸碱失衡,防治感染和中毒。采用非手术疗法过程中,需严密观察病情变化。如病情不见好转或继续恶化,应及时为医师提供信息,修改治疗方案。有适应证者积极完善术前准备,尽早手术解除梗阻,加强围术期护理。

(一)护理目标

(1)严密观察病情变化,使患者迅速进入诊断、治疗程序。

(2)维持有效的胃肠减压。

(3)减轻症状:如疼痛、腹胀、呼吸困难等。

(4)加强基础护理,增加患者的舒适感。

(5)做好水分、电解质管理。

(6)预防各种并发症,提高救治成功率。

(7)加强心理护理,增强患者战胜疾病的信心。

(8)帮助患者及家属掌握自护知识,为患者回归正常生活做准备。

(二)护理措施

1.密切观察病情变化

(1)意识表情变化能够反映中枢神经系统血液灌注情况。意识由清醒变模糊或昏迷提示病情加重。

(2)监测患者血压、脉搏、呼吸、体温,每 15～30 分钟 1 次,记录尿量,观察腹痛、腹胀、呕吐、肛门排气排便情况。如果患者有口渴、尿量减少、脉率增快、脉压缩小、烦躁不安、面色苍白等表现,为早期休克征象,应加快输液速度,配合医师进行抢救。早期单纯性肠梗阻患者，全身情况无明显变化，后因呕吐，水、电解质紊乱，可出现脉搏细速、血压下降、面色苍白、眼球凹陷、皮肤弹性减退，四肢发凉等中毒性休克征象，尤以绞窄性肠梗阻更为严重。

(3)注意有无突发的剧烈腹痛、腹胀明显加重等异常情况。若出现持续剧烈的腹痛，频繁的呕吐，非手术治疗疗效不明显，有明显的腹膜炎表现，以及呕血、便血等症状为绞窄性肠梗阻表现，应尽早配合医师行手术治疗。

(4)术后密切观察患者术后一般情况，应 30～60 分钟测血压、脉搏 1 次，平稳后可根据医嘱延长测定时间。对重症患者进行心电监护，预防中毒性休克。如发现异常情况要及时通知医师，做好抢救工作。

(5)保持各引流管通畅，妥善固定，防止挤压扭曲，同时密切观察引流液的性状，如量、颜色、气味等。

2.胃肠减压的护理

(1)肠梗阻的急性期须禁食，并保持有效的胃肠减压。胃肠减压可吸出肠道内气体和液体，减轻腹胀，降低肠腔内压力，改善肠壁血液循环，有利于改善局部病变及全身情况。关心安慰患者，讲解胃肠减压的作用及重要性，使患者重视胃肠减压的作用。

(2)妥善固定胃管，每 2 小时抽吸 1 次，避免折曲或脱出，保持引流通畅，若引流不畅时可用等渗盐水冲洗胃管，观察引出物的色、质、量并记录。

(3)避免胃内存留大量的液体和气体影响药物的保存和吸收。注药操作时，动作要轻柔，避免牵拉胃管引起患者不适，注射完毕，一定要夹紧胃管 2～3 小时，以利于药物吸收及进入肠道。

(4)动态观察胃肠吸出物的颜色及量。若吸出物减少及变清，肠鸣音恢复，表示梗阻正在缓解；若吸出物的量较多，有粪臭味或呈血性，表示肠梗阻未解除，促使细菌繁殖或者引起肠管血循环障碍，应及早通知医师，采取合理手术治疗。

(5)术后更应加强胃肠减压的护理。每天记录胃液量，便于医师参考补液治疗。注意胃液性质，发现有大量血性液体引出时，应及时报告医师处理。

3.体位和活动的护理

(1)非手术患者卧床休息。在血压稳定的情况下，可采取半卧位，以减轻腹痛、腹胀，并有利于呼吸。

(2)术后待生命体征平稳后采用半卧位，以利于腹腔内渗出液流向盆腔而利于吸收(盆腔内腹膜吸收能力较强)，使感染局限化，减少膈下感染，减轻腹部张力，减轻切口疼痛，有利于切口愈合。有造瘘口者应向造瘘口侧侧卧，以防肠内大便或肠液流出污染腹部切口或从造瘘口基底部刀口流入肠腔而致感染。护理人员应经常协助患者维持好半卧位。

(3)指导和协助患者活动。术后6小时血压平稳后可在床上翻身，动作宜小且轻缓，术后第一天可协助坐起并拍背促进排痰。同时鼓励患者早期下床活动，有利于肠蠕动恢复，防止肠粘连，促进生理功能和体力的恢复，防止肺不张。

(4)被动、主动活动双下肢，防止下肢静脉血栓形成。瘦、弱、年老的患者同时要特别注意骶尾部的皮肤护理，防止因受压过久发生压疮。

4.腹痛的护理

(1)患者主诉疼痛时应立即采取相应的处理措施，如给予舒适的体位、同情安慰患者、让患者做深呼吸。但在明确诊断前禁用强镇痛药物。

(2)禁食，保持有效的胃肠减压。

(3)观察腹疼的部位、性质、程度、进展情况。单纯性机械性肠梗阻一般为阵发性剧烈绞痛；绞窄性肠梗阻腹痛往往为持续性腹痛伴有阵发性加重，疼痛也较剧烈；麻痹性肠梗阻腹痛往往不明显，阵发性绞痛尤为少见；结肠梗阻一般为胀痛。要观察生命体征变化，判断有无绞窄性肠梗阻及休克的发生，为治疗时机选择提供依据。

5.呕吐的观察及护理

(1)呕吐时，协助患者坐起或使其头侧向一边，及时清理呕吐物，防止窒息和引起吸入性肺炎。

(2)呕吐后用温开水漱口，保持口腔清洁，清洁颜面部，并观察记录呕吐时间、次数、性质、量等。维持口腔清洁卫生，口腔护理每天2次，防止口腔感染。

(3)若留置胃肠减压后仍出现呕吐者，应考虑是否存在引流不畅，检查胃管的深度是否移位或脱出，管道是否打折、扭曲，管腔是否堵塞，应及时给予相应的处理。

6.腹部体征的观察及护理

(1)评估、记录腹胀的程度，观察病情变化。观察腹部外形，每小时听诊肠鸣音1次，腹胀伴有阵发性腹绞痛，肠鸣音亢进，甚至有气过水声或金属音，应严密观察。麻痹性肠梗阻时全腹膨胀显著，但不伴有肠型；闭襻性肠梗阻可以出现局部膨胀；结肠梗阻因回盲瓣关闭可以显示腹部高度膨胀，而且往往不对称。

(2)动态观察是否有肛门排气、排便。

(3)减轻腹胀的措施有胃管引流，保持有效负压吸引。热敷或按摩腹部。如无绞窄性肠梗阻，可从胃管注入液体石蜡，每次20～30 mL，促进排气、排便。

7.加强水、电解质管理

(1)准确记录24小时出入量、每小时尿量,作为调整输液量的参考指标。

(2)遵医嘱尽快补充水和电解质的丢失。护士应科学、合理地安排补液顺序。危及生命的电解质紊乱,如低钾,要优先补给。

(3)维持有效的静脉通道,必要时建立中心静脉通道。加强局部护理。

8.预防感染的护理

(1)为患者执行各项治疗、操作时严格遵守无菌技术原则。接触患者前后均用流水洗手,防止交叉感染。

(2)有引流管者,应每天更换引流袋,保持引流通畅。

(3)禁食和胃肠减压期间应用生理盐水或漱口液口腔护理,每天3次,防止口腔炎的发生。

(4)留置导尿管者应用0.1%苯扎溴铵消毒尿道口或抹洗外阴,每天3次。

(5)加强皮肤护理,及时擦干汗液、清理呕吐物、更换衣被。每2小时变换体位1次,按摩骨突部位,防止压疮的发生。

9.引流管的护理

(1)术后因病情需要放置腹腔引流管,护士应明确引流管的放置位置及作用,注意引流管是否固定牢固,有无扭曲、阻塞等。

(2)术后每30分钟挤压1次引流管,以避免管腔被血块堵塞,保持引流管通畅。

(3)注意观察引流液的量及性质,及时准确地向医师报告病情。

(4)在操作过程中注意无菌操作,防止逆行感染。

10.饮食护理

待胃肠功能恢复,肛门排气后给患者少量流质饮食。肠切除者,应在肛门排气2天后才能开始进食流质饮食。进食后如无不适,逐渐过渡至半流、软质、普通饮食。给予无刺激、易消化、营养丰富及富含纤维素的食物。有造瘘口者避免进食产气、产酸和刺激性食物如蛋类、洋葱、芹菜、蒜或含糖高的食物,以免产生臭气。随着病情恢复,造瘘口功能的健全,2周左右可进容易消化的少渣普食及含纤维素高的食物,不但可使粪便成形,便于护理,而且起到扩张造瘘口的作用。

11.心理护理

肠梗阻发病急,疼痛剧烈,患者一般有紧张、恐惧、焦虑等不良情绪,入院后急于想得到治疗,缓解疼痛。护士耐心安慰解释,与家属做好沟通工作,共同鼓励、关心患者。

(1)介绍环境及负责医师、护士,协助患者适应新环境。为患者提供安静、整洁、舒适的环境,避免不良刺激。

(2)治疗操作前简单解释,操作轻柔,尽量减少引起患者恐惧的医源性因素。

(3)用浅显的语言向患者解释疾病的原因、治疗措施、手术需要的配合。

(4)对患者的感受表示理解,耐心倾听,鼓励其说出自己心中的感受,给予帮助。

(5)避免在与医师、家属充分沟通前,直接同患者谈论病情的严重性。

(三)健康教育

(1)养成良好的生活习惯,如生活起居要有规律,每天定时排便,排便时精力集中,即使无便意也要做排便动作,保持大便通畅。

(2)饱餐后不宜剧烈运动和劳动,防止发生肠扭转。

(3)定期复诊。有腹胀、腹痛等不适时,及时到医院检查。及早发现引起肠梗阻的因素,早诊断、早治疗。

第五章 骨科护理

第一节 脊柱侧凸

脊柱侧凸是指脊柱的一个或数个节段向侧方弯曲伴有椎体旋转的三维脊柱畸形。应用Cobb法测量站立正位X线片的脊柱侧凸曲度，若角度＞10°则为脊柱侧凸。

一、护理措施

(一)术前护理

(1)心理护理：由于脊柱侧凸严重影响身体外观，造成患者巨大的心理压力，产生自卑感，术前积极与患者沟通，了解患者心理情况，鼓励其正确面对自身疾病，积极配合进行治疗。

(2)先天性脊柱侧凸术前为明确是否有先天性脊髓纵裂，采用脊髓造影检查。造影前向患者讲明检查的目的，嘱术前2小时禁食水，以取得患者的配合。造影后嘱患者枕枕头，平卧位，多饮水以利于造影剂的排出，24小时后可正常活动。

(3)脊柱侧凸患者大多有肺功能减退，术前让患者使用呼吸训练仪进行深呼吸训练，增加肺活量，改善肺功能。

(4)指导患者正确有效地咳嗽，指导床上排尿、排便训练，以适应手术后的需要。

(5)了解患者的双下肢感觉、运动有无异常，术前肌电图检查可作为对比术后病情变化的依据。

(二)术后护理

(1)术后平卧6小时,可减少术后出血,6小时后协助患者轴线翻身,每2小时翻身1次。从左45°到平卧,再到右45°翻身,防止脊柱扭转,勿短时间内频繁翻身,以防内固定物松动,或加重出血,并刺激伤口引起疼痛。翻身时注意凸侧部位的皮肤,因伤口靠近凸起的部位,且包裹敷料易出现压伤,必要时可使用防压疮垫预防压疮的发生。

(2)脊柱侧凸手术创伤大,出血多,易发生血容量不足,如心率快,血压低,引流量多,血红蛋白低于90 g/L,应通知医师给予输血,补充血容量。观察引流量的颜色、性质及量,如果引流量多且颜色稀薄应考虑是否有硬膜破裂,脑脊液漏的可能,及时停止负压吸引并报告医师,患者采取头低脚高卧位,防止脑脊液外漏。

(3)观察双下肢的感觉、运动情况,与手术前进行对比,如有异常及时通知医师。

(4)前路松解术的患者取半卧位,床头抬高30°~40°,妥善固定胸管,防止脱落。注意胸管的波动,观察并记录引流量。协助患者咳痰时,应轻拍背,用双手轻压伤口处,保护好伤口,避免咳嗽引起伤口剧烈疼痛,产生呼吸抑制。若痰不易咳出,可用雾化吸入治疗,稀释痰液,湿化呼吸道,利于痰的咳出。

(5)术后早期活动:术后第二天可做直腿抬高锻炼(单腿伸直抬离床面30°,脚趾背伸,5秒后放松,两腿交替进行),可预防神经根水肿、深静脉血栓,增强股四头肌力量,为下床活动做好准备。

(6)术后第1~3天拔除导尿管,床上排尿应使用尿壶,排便应使用一次性尿垫;为保证脊柱平直,应避免使用便盆。

(7)术后2~3天,患者可在床边坐起,第一次需在医师看护下进行,若无不适,可佩戴支具下地站立,待适应后方可行走。

(8)指导患者正确起卧床:协助患者侧卧并靠近床边,双腿垂于床下,一手托患者头、肩部,另一手固定好腰、背部,协助患者坐起,卧床时步骤基本一致:扶稳患者坐在床边侧卧,下肢放于床上后翻身平卧再调整位置。

(三)健康指导

(1)应佩戴支具3~6个月,除睡眠、沐浴外,进行其他活动时均应佩戴。

(2)保持正确的姿势:活动时保持脊柱直立,勿过度活动;坐椅子时整个身体坐满,靠近椅背,可在身后放一软枕;如厕应避免下蹲,尽量选择坐便;取高处物品时勿垫脚，可垫矮凳。

(3)避免提拉重物，脊柱勿负重，学生不背过沉的书包。

(4)注意自我保护，防止外伤造成内固定松动。

(5)按医嘱复查。

二、主要护理问题

(一)疼痛

疼痛与手术矫形有关。

(二)清理呼吸道低效

清理呼吸道低效与咳痰无力有关。

(三)躯体移动障碍

躯体移动障碍与手术损伤有关。

第二节 腰椎间盘突出症

腰椎间盘突出症是指因腰椎间盘变性、破裂后髓核组织向后方或突至椎板内，致使相邻组织遭受刺激或压迫而出现的一系列临床症状。腰椎间盘突出症为临床上最为常见的疾病之一，多见于青壮年，虽然腰椎各节段均可发生，但以$L_{4\sim5}$、$L_5\sim S_1$最为多见。

一、病因

(一)退行性变

腰椎间盘突出症的危险因素有很多，其中腰椎间盘退行性变是根本原因。椎间盘的生理退变从 20 岁即开始，30 岁时退变已很明显。此时，在组织学方面可见到软骨终板柱状排列的生长层消失，其关节层逐渐钙化，并伴有骨形成和血管的侵入。

(二)职业特性

腰椎间盘突出有明显的职业特性。从业有反复举重物、垂直震动、扭转等特点者，腰椎间盘突出症的发病率高。腰椎间盘长期受颠簸震荡，产生慢性压应力，使椎间盘退变和突出。长期弯腰工作者，尤其是蹲位或坐位如铸工和伏案工作者，髓核长期被挤向后侧，纤维环后部长期受到较大的张应力，再加之腰椎间盘后方纤维环较薄弱，易发生突出，所以并非重体力劳动者是腰椎间盘突出的高危人群。

(三)外伤

外伤是腰椎间盘突出的重要因素，特别是儿童与青少年的发病与之关系密切。

(四)遗传因素

腰椎间盘突出有家族性发病的报道，而有些人种的发病率较低。

(五)腰骶先天异常

腰骶椎畸形可使发病率增高，包括腰椎骶化、骶椎腰化、半椎体畸形等。

(六)体育运动

很多体育活动虽能强身健体，但也可增加腰椎间盘突出发生的可能性，如跳高、跳远、高山滑雪、体操、足球、投掷等，这些活动都能使椎间盘在瞬间受到巨大的压应力和旋转应力，纤维环受损的可能性大大增加。

(七)其他因素

寒冷、酗酒、腹肌无力、肥胖、多产妇和某些不良站、坐姿，也是腰椎间盘突出症的危险因素。

二、临床表现

(一)疼痛

腰痛是最早的症状。由于腰椎间盘突出是在腰椎间盘退行性变的基础上发展起来的，所以在突出以前的椎间盘退行性变即可出现腰腿痛。腰部的疼痛多数是由慢性肌肉失衡、姿势不当或情绪紧张引起。椎间关节引起的牵涉性疼痛是由椎旁肌肉、韧带、关节突关节囊、椎间盘或硬膜囊受损引起，疼痛在腰骶部或患侧下肢。若是腰部的肌肉慢性劳损，其疼痛一般局限于腰骶部，不向下肢放射。神经根引起的牵涉性疼痛，其支配的皮节易出现刺痛、麻木感，若前根的运动神经受压，可出现支配肌肉的力量下降和萎缩。

(二)下肢放射痛、麻木

下肢放射痛、麻木主要是因为突出的椎间盘对脊神经根造成化学性和机械性刺激，表现为腰部至大腿及小腿后侧的放射性疼痛或麻木感。肢体麻木多与下肢放射痛伴发。麻木是突出的椎间盘压迫本体感觉和触觉纤维引起的。有少数患者自觉下肢发凉、无汗或出现下肢水肿，这与腰部交感神经根受到刺激有关。中央型巨大突出者，可出现会阴部麻木、刺痛、排便及排尿困难，男性阳痿，双下肢坐骨神经疼痛。

（三）肌肉萎缩

腰椎间盘突出较重者，常伴有患下肢的肌萎缩，以𧿹趾背屈肌力减弱多见。

（四）活动范围减小

腰椎间盘突出常引起腰椎的活动度受限，前屈受限病变多在上腰椎，侧屈受限有神经根受刺激的情况存在，伸展受限多有关节突关节的病损。

（五）马尾神经症状

马尾神经症状主要表现为会阴部麻木和刺痛感，排便和排尿困难。

（六）体格检查

可发现腰椎生理曲度改变、腰背部压痛和叩痛、步态异常、直腿抬高试验阳性等。

三、辅助检查

摄腰椎正侧位、斜位片，CT、MRI 检查，对有马尾神经损伤者行肌电图检查。

四、治疗

（一）非手术治疗

首次发病者、较轻者、诊断不清者以及全身及局部情况不宜手术者。方法包括卧床休息加牵引，支具固定，推拿、理疗、按摩，封闭、髓核溶解术。

（二）手术治疗

（1）诊断明确，病史超过半年，经过严格保守治疗至少 6 周无效；或保守治疗有效，经常复发且疼痛较重者影响工作和生活者。

（2）首次发作的腰椎间盘突出症疼痛剧烈，尤以下肢症状者，患者因疼痛难以行动及睡眠，被迫处于屈髋屈膝侧卧位，甚至跪位。

（3）出现单根神经麻痹或马尾神经受压麻痹，表现为肌肉瘫痪或出现直肠、膀胱症状。

（4）病史虽不典型，经脊髓造影或其他影像学检查，显示硬脊膜明显充盈缺损或神经根压迫征象，或示巨大突出。

(5)椎间盘突出并有腰椎管狭窄。

五、护理措施

(一)术前护理

1.心理护理

腰椎间盘突出症患者大多病程长，反复发作、痛苦大，给生活及工作带来极大不便，心理负担重，故深入病房与患者交流谈心，了解患者所思所虑，给予正确疏导解除患者各种疑虑。针对自身疾病转归不了解的患者，护理人员应根据患者的年龄、性别、文化背景、职业、性格特点，耐心向患者介绍疾病的病因、解剖知识、临床症状、体征，使患者对自己和疾病有一概括的了解，且能正确描述自己的症状，掌握本病的基本知识，能配合治疗及护理。对担心手术不成功及预后的患者，要向患者介绍主管医师技术水平及可靠性，简明扼要介绍手术过程、注意事项及体位的要求，介绍本病区同种疾病成功患者现身说法，增强患者对手术信心，使患者身心处于最佳状态接受手术。

2.术前检查

本病患者年龄一般较大，故术前应认真协助患者做好各项检查，了解患者全身情况，是否有心脏病、高血压、糖尿病等严重全身疾病，如有异常给予相应的治疗，使各项指标接近正常，减少术后并发症的发生。

3.体位准备

术前 3～5 天，指导患者在床上练习大小便，防止术后卧床期间因体位改变而发生尿潴留或便秘。

4.皮肤准备

术前 3 天嘱患者洗澡清洁全身，活动不便的患者认真擦洗手术部位，术前 1 天备皮、消毒，注意勿损伤皮肤。

(二)术后护理

1.生命体征观察

术后监测体温、脉搏、血压、呼吸及面色等情况，持续心电监护，每 1 小时记录 1 次，发现异常立即报告医师。观察患者双下肢运动、感觉情况及大小便有无异常，及时询问患者腰腿痛和麻木的改善情况。如发现患者体温升高同时伴有腰部剧烈疼痛是椎间隙感染的征兆，应及时给予处理。

2.切口引流管的护理

观察伤口敷料外观有无渗血及脱落或移位，伤口有无红肿、缝线周围情况。术后一般需在硬膜外放置负压引流管，观察并准确记录引出液的色、质、量。保持引流通畅，防止引流管扭曲、受压、滑出。第1天引流量应＜400 mL，第3天应＜50 mL，此时即可拔除引流管，一般术后48～72小时拔管。若引流量大，色淡，且患者出现恶心、呕吐、头痛等症状，应警惕脑脊液漏，及时报告医师。有资料报道腰椎间盘突出症术后并发脑脊液漏的发生率为2.65%。

3.体位护理

术后仰卧硬板床4～6小时，以减轻切口疼痛和术后出血，以后则以手术方法不同可以侧卧或俯卧位。翻身按摩受压部位，必要时加铺气垫床，避免压疮发生，翻身时保持脊柱平直勿屈曲、扭转，避免拖、拉、推等动作。

4.饮食护理

术后给予清淡易消化富有营养的食物，如蔬菜、水果、米粥、汤类。禁食辛辣油腻易产气的豆类食品及含糖较高食物，待大便通畅后可逐步增加肉类及营养丰富的食物。

5.尿潴留及便秘的护理

了解患者产生尿潴留的原因，给予必要的解释和心理安慰，给患者创造良好排便环境，让患者听流水声及用温水冲洗会阴部，必要时用穴位按摩排尿或导尿解除尿潴留。指导患者掌握床上大便方法，术后3天禁食辛辣及含糖较高的食物，多食富含粗纤维蔬菜、水果。按结肠走向按摩腹部，每天早晨空腹饮淡盐水1杯。必要时用缓泻剂灌肠解除便秘。

6.并发症的护理

(1)脑脊液漏：由多种原因引起，如锐利的骨刺、手术时硬膜损伤。表现为恶心、呕吐和头痛等，伤口负压引流量大，色淡。予去枕平卧，伤口局部用1 kg沙袋压迫，同时减轻引流球负压。遵医嘱静脉输注林格液。必要时探查伤口，行裂口缝合或修补硬膜。

(2)椎间隙感染：是椎节深部的感染，多见于椎间盘造影、髓核化学溶解或经皮椎间盘切除术后。表现为背部疼痛和肌肉痉挛，并伴有体温升高，MRI检查是可靠的检查手段。一般采用抗生素治疗。

六、健康教育

(1)向患者说明术后功能锻炼对恢复腰背肌的功能及防止神经根粘连的重

要性。因为虽然手术摘除了突出的髓核,解除了对神经根的压迫和粘连,但受压后(尤其是病程较长者)所出现的神经根症状以及腰腿部功能恢复,仍需一个较长的过程,而手术又不可避免地引起不同程度的神经根粘连;进行功能锻炼对防止神经根粘连,增加疗效起着重要作用,科学合理的功能锻炼,可促进损伤组织的修复,使肌肉恢复平衡状态,改善肌肉萎缩,肌力下降等病理现象,有利于纠正不良姿势。功能锻炼的原则:先少量活动,以后逐渐增加运动量,以锻炼后身体无明显不适为度、持之以恒。

(2)直腿抬高锻炼:术后 2～3 天,指导患者做双下肢直腿抬高锻炼,每次抬高应超过 40°,持续 30 秒～1 分钟,每天 2～3 次,每次 15～30 分钟,高度逐渐增加,以能耐受为限。

(3)腰背肌功能锻炼:术后应尽早锻炼以恢复腰背肌的功能,缩短康复过程。腰背肌功能锻炼时应严格掌握锻炼时间及强度,遵循循序渐进、持之以恒的原则。一般开窗减压,半椎板切除术患者术后 1 周,全椎板切除术 3～4 周,植骨融合术后 6～8 周开始。具体锻炼方法为:①五点支撑法,患者先仰卧位,屈肘伸肩,然后屈膝伸髋,同时收缩背伸肌,以双脚双肘及头部为支点,使腰部离开床面,每天坚持锻炼数十次。②1～2 周后改为三点支撑法,患者双肘屈曲贴胸,以双脚及头枕为三支点,使整个身体离开床面,每天坚持数十次,持续 4～6 周。③飞燕法:先俯卧位,颈部向后伸,稍用力抬起胸部离开床面,两上肢向背后伸,两膝伸直,再从床上抬起双腿,以腹部为支撑点,身体上下两头翘起,3～4 次/天,20～30 分钟/次。功能锻炼应坚持锻炼半年以上。

第三节　股骨颈骨折

股骨颈骨折常见于老年人,女性为多。

一、临床表现及诊断

股骨颈骨折分类方法很多,常见的分类法如下。

(一)按骨折线的部位分类

股骨颈骨折按骨折线的部位分为:①头下型;②经颈型;③基底型。头下骨折因旋股内、外侧动脉的分支受伤重,易致股骨头血供受损,导致股骨头缺血性坏死。

(二)按骨折线方向分

股骨颈骨折按骨折线方向分为:①内收型;②外展型。内收型指两髂嵴连线与骨折线所成角(Pauwels 角)>50°,而外展型则指此角<50°。后者颈干角增大,骨端嵌插稳定,属稳定型骨折,骨折愈合率高。

(三)AO 分型

股骨颈骨折按 AO 分型分为:①B1 型,头下型,骨折轻度移位;②B2 型,经颈型;③B3 型,头下型,明显移位。

(四)根据骨折移位程度分

股骨颈骨折按骨折移位程度分为:①Garden Ⅰ型,不完全骨折;②Garden Ⅱ型,完全骨折无移位;③Garden Ⅲ型,完全骨折,部分移位;④Garden Ⅳ型,完全骨折,完全移位。

股骨颈骨折患者有受伤病史,伤足呈 45°~60°外旋畸形,患髋内收、轻度屈曲、短缩。大粗隆上移并有叩痛,Bryant 三角底边缩短,股骨大转子顶端在 Nelaton线之上。嵌插型骨折和疲劳骨折的临床症状不典型,有时患者尚可步行或骑车。

二、治疗

(一)对外展型或无明显移位的嵌插型骨折

可持续皮牵引 6~8 周。去牵引后可逐渐练习扶双拐下地,患肢不负重,直至骨折愈合。在牵引及行走时,患髋忌做外旋活动。

(二)内收型骨折或有移位的股骨颈骨折

在牵引患肢于外展内旋位,进行内固定。内固定的方法有以下几种。

(1)闭合复位三翼钉内固定已少见使用,现多以多根空心加压螺钉固定。

(2)滑槽加压螺钉加接骨板,如 DHS 板、DCS 板,还有已不常用的角钢板,有加压作用,使骨折线紧密对合,加快骨愈合。

(3)股骨近端髓内固定系统,如 PFN-A、第三代 Gamma 钉。

(4)骨圆针内固定:此法更适合于青少年病例,有时还须辅以髋"人"字石膏外固定或牵引。

(5)人工股骨头置换术:对年龄>65 岁、头下型骨折不稳定的患者,或骨折不愈合和股骨头缺血性坏死的患者,如全身情况容许,可做人工股骨头置换。

(6)姑息疗法:对年龄较大,体质较差可使患肢于中立位皮牵引 3 个月。

（三）陈旧性股骨颈骨折不愈合

（1）闭合复位内固定：对年龄较大患者仍可采用闭合复位加压螺钉固定。对年轻患者，可同时行带血管蒂的骨瓣植骨。

（2）截骨术：可行转子间截骨术，改变负重力线，增宽负重面。

（3）人工股骨头置换术。

三、合并症

（1）骨折不愈合。

（2）股骨头缺血性坏死：是股骨颈骨折十分常见的晚期并发症，发生率为20%～45%。当患者已恢复正常活动后患髋又出现疼痛时应复查，若X线片显示股骨变白、囊性变或股骨头塌陷，可认为是股骨头缺血性坏死的表现，但往往难以预测其发生趋势。

迄今为止仍无有效的方法预测和治疗股骨头缺血性坏死。在股骨头未塌陷前，进行保护治疗，避免负重，但往往很难阻止股骨头塌陷。塌陷后，可通过截骨术改变其承重面，如Mc Murray截骨、旋前截骨。髋臼条件好者，可行人工股骨头置换，否则行全髋置换。如无置换条件可采用髋关节融合术。

四、护理问题

（一）有体液不足的危险

危险与创伤后出血有关。

（二）疼痛

疼痛与损伤、牵引有关。

（三）有周围组织灌注异常的危险

危险与神经血管损伤有关。

（四）有感染的危险

危险与损伤有关。

（五）躯体移动障碍

躯体移动障碍与骨折脱位、制动、固定有关。

（六）潜在并发症

脂肪栓塞综合征、骨筋膜室综合征、关节僵硬等。

(七)知识缺乏

缺乏康复锻炼方面的知识。

(八)焦虑

焦虑与担忧骨折预后有关。

五、护理目标

(1)患者生命体征稳定。

(2)患者疼痛缓解或减轻,舒适感增加。

(3)能维持有效的组织灌注。

(4)未发生感染或感染得到控制。

(5)保证骨折固定效果,患者在允许的限度内保持最大的活动量。

(6)预防并发症的发生或及早发现及时处理。

(7)患者了解功能锻炼知识。

(8)患者焦虑程度减轻。

六、护理措施

(一)非手术治疗及术前护理

1.心理护理

老年人意外致伤,常常自责,顾虑手术效果,担忧骨折预后,易产生焦虑、恐惧心理。应给予耐心的开导,介绍骨折的特殊性及治疗方法,并给予悉心的照顾,以减轻或消除心理问题。

2.饮食

宜进食高蛋白、高维生素、高钙、粗纤维及果胶成分丰富的食物。品种多样,色、香、味俱全,且易消化,以适合于老年骨折患者。

3.体位

必须向患者及其家属说明保持正确体位是治疗骨折的重要措施之一,以取得配合;指导与协助维持患肢于外展中立位:患肢置于软枕或布朗架上,行牵引维持之,并穿防旋鞋;忌外旋、内收,以免重复受伤机制而加重骨折移位;不侧卧;尽量避免搬动髋部,如若搬动,需平托髋部与肢体;在调整牵引、松开皮套检查足跟及内外踝等部位有无压疮时,或去手术室的途中,均应妥善牵拉以固定肢体;复查 X 线片尽量在床旁,以防骨折或移位加重。

4.维持有效牵引效能

不能随意增减牵引重量，若牵引量过小，不能达到复位与固定的目的；若牵引量过大，可发生移位。

5.并发症的观察与处理

（1）心、脑血管意外及应激性溃疡：老年创伤患者生理功能退化，常合并有内脏疾病，一旦骨折后刺激，可诱发或加重原发病导致脑血管意外、心肌梗死、应激性溃疡等意外情况的发生。应多巡视，尤其在夜间。若患者出现头痛、头晕、四肢麻木、表情异常（如口角偏斜）、健肢活动障碍；心前区不适和疼痛、脉搏细速、血压下降；腹部不适、呕血、便血等症状，应及时报告医师紧急处理。

（2）便秘、压疮、下肢静脉血栓形成、肺部、泌尿道感染：分别对症处理。

6.功能锻炼

骨折复位后，即可进行股四头肌收缩和足趾及踝关节屈伸等功能锻炼。3～4 周骨折稳定后可在床上逐渐练习髋、膝关节屈伸活动。解除固定后扶拐不负重下床活动直至骨折愈合。

（二）术后护理

1.体位

肢体仍为外展中立位，不盘腿，不侧卧，仰卧时在两大腿之间置软枕或三角形厚垫。各类手术的特殊要求有以下几点。

（1）三翼钉内固定术：术后 2 天可坐起，2 周后坐轮椅下床活动。3～4 周可扶双拐下地，患肢不负重，防跌倒（开始下床活动时，须有人在旁扶持）。6 个月后去拐，患肢负重。

（2）移植骨瓣和血管束术：术后 4 周内保持平卧位，禁止坐起，以防髋关节活动度过大，造成移植的骨瓣和血管束脱落。4～6 周后，帮助患者坐起并扶拐下床做不负重活动。3 个月后复查 X 线片，酌情由轻到重负重行走。

（3）转子间或转子下截骨术：戴石膏下地扶双拐，并用一根长布带兜住石膏腿挂在颈部，以免石膏下坠引起不适。

（4）人工股骨头、髋关节置换术：向患者说明正确的卧姿与搬运是减少潜在并发症——脱位的重要措施，帮助其提高认识，并予以详细地指导，以避免置换的关节外旋和内收而致脱位。①置患者于智能按摩床垫上，以减少翻身。②使用简易接尿器以免移动髋关节。③放置便盆时从健侧置盆，以保护患侧。④侧卧时，卧向健侧，并在两腿之间置三角形厚垫或大枕头，也可使用辅助侧卧位的抱枕，使髋关节术后的患者能够在自己随意变换体位时而不发生脱位（装患肢髋关节内旋内收，屈曲＞90°就有发生脱位的危险）。⑤坐姿：双下肢不交叉，坐凳时让术肢自然下垂；不坐低椅。⑥不屈身向前及向前拾起物件。一旦发生脱位，立即制动，以减轻疼痛和防止发生血管、神经损伤；然后进行牵引、手法复位乃至再次手术。

2.潜在并发症的观察与护理

（1）出血：行截骨、植骨、人工假体转换术后，由于手术创面大，且需切除部分骨质，老年人血管脆性增加、凝血功能低下，易致切口渗血，应严密观察局部和全身情况。①了解术中情况，尤其是出血量。②术后 24 小时内患肢局部制动，以免加重出血；严密观察切口出血量（尤其是术后6 小时内），注意切口敷料有无渗血迹象及引流液的颜色、量，确保引流管不受压、不扭曲，以防积血残留在关节内。③监测神志、瞳孔、脉搏、呼吸、血压、尿量每小时 1 次，有条件者使用床旁监护仪，警惕失血性休克。

（2）切口感染：多发生于术后近期，少数于术后数年发生深部感染，后果严重，甚至需取出置换的假体，因此要高度重视。①术前：严格备皮，切口局部皮肤有炎症、破损需治愈后再手术；加强营养；配合医师对患者进行全身检查并积极治疗糖尿病及牙龈炎、气管炎等感染灶；遵医嘱预防性地应用抗生素。②术中严格遵守无菌技术操作。③术后充分引流，常用负压吸引，其目的在于引流关节内残留的渗血、渗液，以免局部血液淤滞，引起感染。④识别感染迹象：关节置换术后患者体温变化的曲线可呈“双峰”特征，即在术后 1～3 天为第一高峰，平均 38.0 ℃；此后体温逐渐下降，术后 5 天达最低，平均 37.0 ℃；此后体温又逐渐升高，术后 8～10 天为第二高峰，平均 37.5 ℃。初步认为造成此现象的原因是吸收热（手术伤口的组织分解产物，如血液、组织液、渗出液等被吸收而引起的发热）和异物热（金属假体、骨水泥、聚乙烯等磨损碎屑等异物引起的发热）。当体温出现“双峰”特征时，给予适当解释，避免患者焦虑和滥用抗生素。

（3）血栓形成：有肺栓塞、静脉栓塞、动脉栓塞。肺栓塞可能发生于人工髋关节术中或术后 24 小时内，虽少见，但来势凶猛。这是由于手术中髓内压骤升导致脂肪滴进入静脉所致；静脉栓塞，尤其是深静脉栓塞，在人工关节置换术后的发生率较高；动脉栓塞的可能性较小。血栓重在预防：①穿高弹袜（长度从足部到大腿根部）；②妥善固定、制动术肢；③遵医嘱预防性使用低分子量肝素钙、右旋糖酐-40；④严密观察生命体征、意识状态和皮肤黏膜情况，警惕肺栓塞形成；⑤经常观察术肢血液循环状况。当肢体疼痛，进行性加重，被动牵拉指（趾）可引起疼痛，严重时肢体坏死，为动脉栓塞；肢体明显肿胀，严重时肢端坏死则为静脉栓塞。

3.功能锻炼

(1)术后1天可做深呼吸,并开始做小腿及踝关节活动。

(2)术后2～3天进行健肢和上肢练习,做患肢肌肉收缩,进行股四头肌等长收缩和踝关节屈伸,收缩与放松的时间均为5秒,每组20～30次,每天2～3组。拔除伤口引流管后,协助患者在床上:坐起,摇起床头30°～60°,每天2次。

(3)术后3天继续做患肢肌力训练,在医师的允许下增加髋部屈曲练习。患者仰卧伸腿位,收缩股四头肌,缓缓将患肢足跟向臀部滑动,使髋屈曲,足尖保持向前,注意防止髋内收、内旋,屈曲角度不宜过大(＜90°),以免引起髋部疼痛和脱位。保持髋部屈曲5秒后回到原位,放松5秒,每组20次,每天2～3组。

(4)术后4天继续患肢肌力训练。患者用双手支撑床坐起,屈曲健肢,伸直患肢,移动躯体至床边。护士在患侧协助,一手托住患肢的足跟部,另一手托起患侧的腘窝部,随着患者移动而移动,使患肢保持轻度外展中立位。协助患者站立时,嘱患者患肢向前伸直,用健肢着地,双手用力撑住助行器挺髋站起。患者坐下前,腿部应接触床边。

(5)术后5天继续患肢肌力训练和器械练习。护士要督促患者在助行器协助下做站立位练习,包括外展和屈曲髋关节。患者健肢直立,缓慢将患肢向身体侧方抬起,然后放松,使患肢回到身体中线。做此动作时要保持下肢完全伸直,膝关节及足趾向外。屈曲髋关节时,从身体前方慢慢抬起膝关节,注意勿使膝关节高过髋关节,小腿垂直于地面,胸部勿向前弯曲。指导患者在助行器的协助下练习行走:患者双手撑住助行器,先迈健肢,身体稍向前倾,将助行器推向前方,用手撑住助行器,将患肢移至健肢旁;重复该动作,使患者向前行走,逐步增加步行距离。在进行步行锻炼时,根据患者关节假体的固定方式决定患肢负重程度(骨水泥固定的假体可以完全负重;生物型固定方式则根据手术情况而定,可部分负重;而行翻修手术的患者则完全不能负重)。在练习过程中,患者双手扶好助行器,以防摔倒。

(6)术后6天到出院继续患肢肌力、器械和步行训练。在患者可以耐受的情况下,加强髋部活动度的练习,如在做髋关节外展的同时做屈曲和伸展活动、增加练习强度和活动时间,逐步恢复髋关节功能。

七、健康指导

由于髋关节置换术后需防止脱位、感染、假体松动、下陷等并发症,为确保疗效,延长人工关节使用年限,特作如下指导。

(一)饮食

多进富含钙质的食物,防止骨质疏松。

(二)活动

避免增加关节负荷量,如体重增加、长时间站或坐、长途旅行、跑步等。

(三)日常生活

洗澡用淋浴而不用浴缸,如厕用坐式而不用蹲式。

(四)预防感染

关节局部出现红、肿、痛及不适,应及时复诊;在做其他手术前(包括牙科治疗)均应告诉医师曾接受了关节置换术,以便预防用抗生素。

(五)复查

基于人工关节经长时间磨损与松离,必须遵医嘱定期复诊,完全康复后,每年复诊1次。

第四节　股骨粗隆间骨折

股骨粗隆间骨折是指股骨基底部到小粗隆水平以上部位发生的骨折,因该部位有许多肌肉附着,血液供应丰富,且骨折的接触面大,所以容易愈合。但因其有发生髋内翻的趋势,保守治疗容易形成畸形愈合,出现跛行。随着科学技术的发展,手术逐步成为主要的治疗方法。临床常见的手术方式有闭合复位内固定和切开复位内固定两种。

一、护理措施

(一)术前护理

(1)术前予以皮牵引,目的是制动、镇痛,以放松局部肌肉,防止加重血管损伤,为手术做准备,做好皮牵引相关的护理。

(2)遵医嘱予以相应的血液、尿液、心电图等检查,评估患者的身体状况。

(3)预防深静脉血栓:遵医嘱予以弹力袜、气泵等治疗以及药物预防。

(4)定时观察患肢远端的感觉、运动及血液循环情况。

(5)鼓励患者活动患肢的踝关节,促进血液循环。

(6)定时予以翻身拍背,预防皮肤压疮和肺部感染。

(7)术前一天予以术前准备,包括备皮、配血(遵医嘱)、通知晚12点后禁食、禁水等。

(二)术后护理

(1)根据病情观察患者生命体征。

(2)定时观察伤口敷料,如有伤口引流管,做好管路护理。

(3)定时观察患肢感觉、活动及血液循环情况。

(4)预防深静脉血栓:遵医嘱予以弹力袜、气泵等治疗以及药物预防。

(5)预防并发症:定时翻身预防压疮;定时予以拍背、鼓励咳嗽预防肺部感染;做好尿管相关护理、鼓励多饮水预防尿路感染;予以饮食指导预防便秘。

(6)功能锻炼指导:术后早期鼓励患肢的踝关节做跖屈和背伸运动,遵医嘱指导患者坐起及下地活动,指导患者使用助行器并提醒患者下床活动时小心勿跌倒。

(7)初期下地活动少负重,负重需逐步进行,约术后8周可完全负重。

二、主要护理问题

(一)疼痛

疼痛与骨折和外伤有关。

(二)躯体移动障碍

躯体移动障碍与骨折和疼痛有关。

(三)便秘

便秘与长期卧床有关。

(四)有皮肤完整性受损的危险

危险与长期卧床循环改变有关。

(五)知识缺乏

缺乏功能锻炼相关知识。

(六)潜在的并发症

深静脉血栓的形成、尿路感染、肺部感染等。

第六章 妇产科护理

第一节 痛 经

痛经是指在行经前、后或月经期出现下腹疼痛、坠胀伴腰酸及其他不适，严重影响生活和工作质量者。痛经分为原发性痛经与继发性痛经两类。前者指生殖器官无器质性病变的痛经，称功能性痛经；后者指盆腔器质性病变引起的痛经，如子宫内膜异位症等。本节仅叙述原发性痛经。

一、护理评估

（一）健康史

原发性痛经常见于青少年，多发生在有排卵的月经周期，精神紧张、恐惧、寒冷刺激及经期剧烈运动可加重疼痛。评估时需了解患者的年龄和月经史、疼痛特点及与月经的关系、伴随症状和缓解疼痛的方法等。

（二）身体状况

1.痛经

痛经是主要症状，多自月经来潮后开始，最早出现在月经来潮前 12 小时，月经第 1 天疼痛最剧烈，持续2～3 天逐渐缓解。疼痛呈痉挛性，多位于下腹正中，常放射至腰骶部、外阴与肛门，少数人的疼痛可放射至大脚内侧。可伴面色苍白、出冷汗、恶心、呕吐、腹泻、头晕、乏力等。痛经多于月经初潮后 1～2 年发病。

2.妇科检查

生殖器官无器质性病变。

(三)心理-社会状况

患者缺乏痛经的相关知识，担心痛经可能影响健康及婚后的生育能力，表现为情绪低落、烦躁、焦虑；伴随着月经的疼痛，常常使患者抱怨自己是女性。

(四)辅助检查

B超检查生殖器官有无器质性病变。

(五)处理要点

以解痉、镇痛等对症治疗为主，并注意对患者的心理治疗。

二、护理问题

(一)急性疼痛

其与经期宫缩有关

(二)焦虑

其与反复疼痛及缺乏相关知识有关。

三、护理措施

(一)一般护理

(1)下腹部局部可用热水袋热敷。

(2)鼓励患者多饮热茶、热汤。

(3)注意休息，避免紧张。

(二)病情观察

(1)观察疼痛的发生时间、性质、程度。

(2)观察疼痛时的伴随症状，如恶心、呕吐、腹泻。

(3)了解引起疼痛的精神因素。

(三)用药护理

遵医嘱给予解痉、镇痛药，常用药物有前列腺素合成酶抑制剂如吲哚美辛(消炎痛)、布洛芬等，亦可选用避孕药或中药治疗。

(四)心理护理

讲解有关痛经的知识及缓解疼痛的方法，使患者了解经期下腹坠胀、腰酸、头痛等轻度不适是生理反应。原发性痛经不影响生育，生育后痛经可缓解或消失，从而消除患者紧张、焦虑的情绪。

(五)健康指导

进行经期保健的教育,包括注意经期清洁卫生,保持精神愉快,加强经期保护,避免剧烈运动及过度劳累,防寒保暖等。疼痛难忍时一般选择非麻醉性镇痛药治疗。

第二节 闭　经

闭经是妇科常见症状,分为原发性闭经和继发性闭经两类。原发性闭经指年龄超过16岁,第二性征已发育,或年龄超过14岁,第二性征尚未发育,且无月经来潮者;继发性闭经指正常月经建立后,因病理性原因月经停止6个月,或按自身原来月经周期计算停经3个周期以上者。青春期以前、妊娠期、哺乳期及绝经后的无月经均属生理现象。

一、护理评估

(一)健康史

原发性闭经较少见,常由于遗传性因素或先天性发育缺陷所致,评估时应注意患者生殖器官和第二性征发育情况及家族史。继发性闭经发病率高,病因复杂,评估时应详细询问患者月经史,已婚者应注意有无产后大出血、不孕及流产史。根据控制正常月经周期的四个环节,按病变部位将闭经分为下丘脑性闭经、垂体性闭经、卵巢性闭经及子宫性闭经。

1.下丘脑性闭经

最常见,以功能性原因为主。

(1)精神因素:精神创伤、紧张忧虑、环境改变、过度劳累、盼子心切或畏惧妊娠等可使内分泌调节功能紊乱而发生闭经。闭经多为一时性,可自行恢复。

(2)剧烈运动、体重下降和神经性厌食:均可诱发闭经。因初潮发生和月经维持有赖于一定比例(17%~20%)的机体脂肪,中枢神经对体重下降极为敏感。

(3)药物:一般在停药后3~6个月月经恢复。

2.垂体性闭经

垂体器质性病变或功能失调可影响卵巢功能而引起闭经。

(1)垂体梗死:常见于产后出血使垂体缺血坏死,出现闭经、性欲减退、毛发脱落、第二性征衰退等希恩综合征。

(2)垂体肿瘤:可引起闭经溢乳综合征。

3.卵巢性闭经

因性激素水平低落,子宫内膜不发生周期性变化而导致闭经。

(1)卵巢功能早衰:40 岁前绝经者称卵巢功能早衰,常伴有围绝经期综合征的表现。

(2)卵巢功能性肿瘤、卵巢切除或组织破坏。

(3)多囊卵巢综合征:表现为闭经、不孕、多毛、肥胖、双侧卵巢增大。

4.子宫性闭经

月经调节功能及第二性征发育正常,但子宫内膜受到破坏或对卵巢激素不能产生正常的反应而引起闭经。

(1)先天性子宫发育不良或子宫切除术后者。

(2)子宫内膜损伤:子宫腔放射治疗后、结核性子宫内膜炎、子宫腔粘连综合征,后者因人工流产刮宫过度,使子宫内膜损伤粘连而无月经产生。

5.其他内分泌功能异常

甲状腺功能减退或亢进、肾上腺皮质功能亢进、糖尿病等可引起闭经。

(二)身体状况

了解患者的闭经类型、时间及伴随症状。注意观察患者精神状态、智力发育、营养与健康状况;检查全身发育状况,测量身高、体重、四肢与躯干比例;第二性征如音调、毛发分布、乳房发育状况,挤压乳腺有无乳汁分泌;妇科检查生殖器官有无发育异常和肿瘤等。

(三)心理-社会状况

患者担心闭经对自己的健康、性生活及生育能力有影响,病程过长及治疗效果不佳会加重患者及其家属的心理压力,产生情绪低落、焦虑,反过来又加重闭经。

(四)辅助检查

1.子宫功能检查

(1)诊断性刮宫:适用于已婚妇女,必要时可在宫腔镜直视下检查。

(2)子宫输卵管碘油造影:了解子宫腔及输卵管情况。

(3)药物撤退试验:①孕激素试验可评估内源性雌激素水平;②雌、孕激素序贯疗法。

2.卵巢功能检查

通过B超检查、基础体温测定、宫颈黏液结晶检查、阴道脱落细胞检查、血清激素测定、诊断性刮宫,了解排卵情况及体内性激素水平。

3.垂体功能检查

垂体功能检查如垂体兴奋试验等。

4.其他检查

B超检查、染色体检查及内分泌检查等。

(五)处理要点

(1)全身治疗:积极治疗全身性疾病,增强体质,加强营养,保持正常体重。

(2)心理治疗:精神因素所致闭经,应行心理疏导。

(3)病因治疗:子宫腔粘连、先天畸形、卵巢及垂体肿瘤等采取相应手术治疗。

(4)性激素替代疗法:根据病变部位及病因,给予相应激素治疗,常用雌激素替代疗法,雌、孕激素序贯疗法和雌激素、孕激素合并疗法。

(5)诱发排卵:常用氯米芬、HCG。

二、护理问题

(一)焦虑

其与担心闭经对健康、性生活及生育的影响有关。

(二)功能障碍性悲哀

其与长期闭经及治疗效果不佳,担心丧失女性形象有关。

三、护理措施

(一)一般护理

1.鼓励患者增加营养

营养不良引起的闭经者,应供给足够的营养。

2.保证睡眠

工作紧张引起的闭经者,鼓励患者加强锻炼,增强体质,注意劳逸结合。如为肥胖引起的闭经,指导患者进低热量饮食,但需要富有维生素和矿物质,嘱咐患者适当增加运动量。

(二)病情观察

(1)观察患者情绪变化,有无引起闭经的精神因素,如工作、家庭、生活等情况。

(2)对有人工流产、剖宫产史的闭经患者,应监测阴道流血情况及月经变化。

(3)注意患者体重增加或减少的数据和时间,与闭经前、后的关系。

(4)观察患者甲状腺有无肿大、有无糖尿病症状。

(三)用药护理

指导患者合理使用性激素,说明性激素的作用、不良反应、用药方法及注意事项。

(四)心理护理

讲解月经的生理知识,使患者了解闭经与女性特征、生育及健康的关系,减轻心理压力,避免闭经加重。对原发性闭经者,特别是生殖器官畸形者进行心理疏导,保持心情舒畅,正确对待疾病,提高对自我形象的认识。

(五)健康指导

(1)告知患者要耐心坚持规范治疗,在医师的指导下接受全身系统检查。

(2)短期治疗效果可能不明显,要有心理准备,不要放弃治疗,树立战胜疾病的信心。

第三节 异常子宫出血

异常子宫出血为妇科常见病。它是由于调节生殖系统的神经内分泌机制失常引起的,而全身及内、外生殖器官无器质性病变存在。常表现为月经周期长短不一、经期延长、经量过多或不规则阴道出血。异常子宫出血可分为排卵性异常子宫出血和无排卵性异常子宫出血两类,约85%病例属无排卵性异常子宫出血。异常子宫出血可发生于月经初潮至绝经期间的任何年龄,约50%患者发生于绝经前期,育龄期约占30%,青春期约占20%。

一、护理评估

(一)健康史

1.无排卵性异常子宫出血

(1)青春期:与下丘脑-垂体-卵巢轴调节功能未健全有关,过度劳累、精神紧张、恐惧、忧伤、环境及气候改变等应激刺激,及肥胖、营养不良等因素易导致下丘脑-垂体-卵巢轴调节功能紊乱,卵巢不能排卵。

(2)绝经过渡期:因卵巢功能衰退,卵巢对促性腺激素敏感性降低,卵泡在发育过程中因退行性变而不能排卵。

(3)生育期:可因内、外环境改变,如劳累、应激、流产、手术或疾病等引起短暂无排卵。亦可因肥胖、多囊卵巢综合征、高催乳素血症等因素长期存在,引起持续无排卵。

2.排卵性异常子宫出血

黄体功能不足原因在于神经内分泌调节功能紊乱,导致卵泡期卵泡刺激素(FSH)缺乏,卵泡发育缓慢,雌激素分泌减少,正反馈作用不足,黄体生成素(LH)峰值不高,使黄体发育不全、功能不足。子宫内膜不规则脱落者,由于下丘脑-垂体-卵巢轴调节功能紊乱或黄体机制异常引起萎缩过程延长。

评估时注意了解患者的发病年龄、月经史、婚育史及发病诱因,有无性激素治疗不当及全身性出血性疾病史。

(二)身体状况

1.月经紊乱

(1)无排卵性异常子宫出血:最常见的症状是子宫不规则性出血,特点是月经周期紊乱,经期长短不一,经量多少不定。可先有数周或数月停经,然后阴道流血,量较多,持续2～3周或更长时间,不易自止,无腹痛或其他不适。

(2)排卵性异常子宫出血:黄体功能不足者月经周期缩短,月经频发(月经周期短于21天),不易受孕或怀孕早期易流产;子宫内膜不规则脱落者月经周期正常,但经期延长,长达9～10天,多发生于产后或流产后。

2.贫血

因出血多或时间长,患者出现头晕、乏力、面色苍白等贫血征象。

3.体格检查

体格检查包括全身检查和妇科检查,排除全身性疾病及生殖器官器质性病变。

(三)心理-社会状况

青春期患者常因害羞而影响及时诊治,生育期患者担心影响生育而焦虑,围绝经期患者因治疗效果不佳或怀疑为恶性肿瘤而焦虑、紧张、恐惧。

(四)辅助检查

1.诊断性刮宫

诊断性刮宫可了解子宫内膜反应、子宫内膜病变,达到止血的目的。不规则流血者可随时刮宫，用以止血。确定有无排卵或黄体功能，于月经前一天或者月经来潮 6 小时内做诊断性刮宫，无排卵性异常子宫出血的子宫内膜呈增生期改变，黄体功能不足显示子宫内膜分泌不良。子宫内膜不规则脱落，于月经周期第 5～6 天进行诊断性刮宫，增生期与分泌期子宫内膜共存。

2.B 超检查

了解子宫内膜厚度及生殖器官有无器质性改变。

3.血常规及凝血功能检查

了解有无贫血、感染及凝血功能障碍。

4.宫腔镜检查

直接观察子宫内膜，选择病变区进行活组织检查。

5.卵巢功能检查

判断卵巢有无排卵或黄体功能。

(五)处理要点

1.无排卵性异常子宫出血

青春期和生育期患者以止血、调整周期、促排卵为原则。围绝经期患者以止血、防止子宫内膜癌变为原则。

2.排卵性异常子宫出血

黄体功能不足的治疗原则是促进卵泡发育，刺激黄体功能及黄体功能替代，分别应用氯米芬、人绒毛膜促性腺激素(HCG)和孕酮；子宫内膜不规则脱落的治疗原则是促使黄体及时萎缩，子宫内膜及时完整脱落，常用药物有孕激素和 HCG。

二、护理问题

(一)潜在并发症

贫血。

(二)知识缺乏

缺乏性激素治疗的知识。

(三)有感染的危险

其与经期延长、机体抵抗力下降有关。

(四)焦虑

其与性激素使用及药物不良反应有关。

三、护理措施

(一)一般护理

患者体质往往较差,应加强营养,改善全身情况,可补充铁剂、维生素 C 和蛋白质。成人体内大约每 100 mL 血中含 50 mg 铁,行经期妇女,每天从食物中吸收铁 0.7～2.0 mg,经量多者应额外补充铁。向患者推荐含铁较多的食物如猪肝、胡萝卜、葡萄干等。按照患者的饮食习惯,为患者制订适合于个人的饮食计划,保证患者获得足够的营养。

(二)病情观察

观察并记录患者的生命体征、出量及入量,嘱患者保留出血期间使用的会阴垫及内裤,以便更准确地估计出血量,出血较名者,督促其卧床休息,避免过度疲劳和剧烈活动,贫血严重者,遵医嘱做好配血、输血、止血措施,执行治疗方案,维持患者正常血容量。

(三)对症护理

1.无排卵性异常子宫出血

(1)止血:对大量出血患者,要求在性激素治疗 8 小时内见效,24～48 小时出血基本停止,若 96 小时以上仍不止血者,应考虑有器质性病变存在。

性激素止血:①雌激素。应用大剂量雌激素可迅速提高血内雌激素浓度,促使子宫内膜生长,短期内修复创面而止血,主要用于青春期异常子宫出血。目前多选用妊马雌酮 2.5 mg 或已烯雌酚1～2 mg。②孕激素。适用于体内已有一定水平雌激素的患者。常用药物如甲羟孕酮或炔诺酮,用药原则同雌激素。③雄激素。拮抗雌激素、增加子宫平滑肌及子宫血管张力而减少出血,主要用于围绝经期异常子宫出血患者的辅助治疗,可随时停用。④联合用药。止血效果优于单一药物,可用三合激素或口服短效避孕药,血止后逐渐减量。

刮宫术:止血及排除子宫内膜癌变,适用于年龄大于 35 岁、药物治疗无效或存在子宫内膜癌高危因素的患者。

其他止血药:卡巴克洛和酚磺乙胺可减少微血管的通透性,氨基已酸、氨甲苯酸、氨甲环酸等可抑制纤维蛋白溶酶,有减少出血量的辅助作用,但不能赖以止血。

(2)调整月经周期:一般连续用药 3 个周期。在此过程中务必积极纠正贫血,加强营养,以改善体质。

雌、孕激素序贯疗法：人工周期，通过模拟自然月经周期中卵巢的内分泌变化，将雌、孕激素序贯应用，使子宫内膜发生相应变化，引起周期性脱落。适用于青春期异常子宫出血或生育期异常子宫出血者，可诱发卵巢自然排卵。雌激素自月经来潮第 5 天开始用药，妊马雌酮 1.25 mg 或己烯雌酚 1 mg，每晚 1 次，连服 20 天，于服雌激素最后 10 天加用甲羟孕酮每天 10 mg，两药同时用完，停药后 3～7 天出血。于出血第 5 天重复用药，一般连续使用 3 个周期。用药 2～3 个周期后，患者常能自发排卵。

雌、孕激素联合疗法：可周期性口服短效避孕药，适用于生育期异常子宫出血、内源性雌激素水平较高者或绝经过渡期异常子宫出血者。

后半周期疗法：于月经周期的后半周期开始(撤药性出血的第 16 天)服用甲羟孕酮，每天10 mg，连服 10 天为 1 个周期，共 3 个周期为 1 个疗程。适用于青春期或绝经过渡期异常子宫出血者。

(3)促排卵：适用于育龄期异常子宫出血者。常用药物如氯米芬、人绒毛膜促性腺激素(HCG)等。于月经第5 天开始每天口服氯米芬 50 mg，连续 5 天，以促进卵泡发育。B 超监测卵泡发育接近成熟时，可大剂量肌内注射 HCG 5 000 U 以诱发排卵。青春期不提倡使用。

(4)手术治疗：以刮宫术最常用，既能明确诊断，又能迅速止血。绝经过渡期出血患者激素治疗前宜常规刮宫，最好在子宫镜下行分段诊断性刮宫，以排除子宫内细微器质性病变。对青春期异常子宫出血刮宫应持慎重态度。必要时行子宫次全切除或子宫切除术。

2.排卵性异常子宫出血

(1)黄体功能不足：药物治疗如下。①黄体功能替代疗法：自排卵后开始每天肌内注射孕酮 10 mg，共 10～14 天，用以补充黄体分泌孕酮的不足。②黄体功能刺激疗法：通常应用 HCG 以促进及支持黄体功能。于基础体温上升后开始，隔天肌内注射 HCG 1 000～2 000 U，共 5 次，可使血浆孕酮明显上升，随之正常月经周期恢复。③促进卵泡发育：于月经第 5 天开始，每晚口服氯米芬 50 mg，共 5 天。

(2)子宫内膜不规则脱落：药物治疗如下。①孕激素：自排卵后第 1～2 天或下次月经前10～14 天开始，每天口服甲羟孕酮 10 mg，连续 10 天，有生育要求可肌内注射孕酮。②HCG：用法同黄体功能不足。

3.性激素治疗的注意事项

(1)严格遵医嘱正确用药，不得随意停服或漏服，以免使用不当引起子宫出血。

(2)药物减量必须按规定在血止后开始，每 3 天减量 1 次，每次减量不超过原剂量的 1/3，直至维持量，持续用至血止后 20 天停药。

(3)雌激素口服可能引起恶心、呕吐等胃肠道反应，可饭后或睡前服用；对存在血液高凝倾向或血栓性疾病史者禁忌使用。

(4)雄激素用量过大可能出现男性化不良反应。

(四)预防感染

(1)测体温、脉搏。

(2)指导患者保持会阴部清洁，出血期间禁止盆浴及性生活。

(3)注意有无腹痛等生殖器官感染征象。

(4)按医嘱使用抗生素。

(五)心理护理

注意情绪调节，避免过度紧张与精神刺激。特别是青春期少女，父母们不仅要关注女孩的学习状况与膳食状况，还要重视女孩的情绪变化，与其多沟通，了解其内心世界的变化，帮助其释放不良情绪，以使其保持相对稳定的精神-心理状态，避免情绪上的大起大落。

(六)健康指导

(1)宜清淡饮食，多食富含维生素 C 的新鲜瓜果、蔬菜。注意休息，保持心情舒畅。

(2)强调严格掌握雌激素的适应证，并合理使用，对更年期及绝经后妇女更应慎用，应用时间不宜过长，量不宜大，并应严密观察反应。

(3)月经期避免剧烈运动，禁止盆浴及性生活，保持会阴部清洁。

第四节 妊娠剧吐

妊娠剧吐是指妊娠期恶心，频繁呕吐，不能进食，导致脱水、酸碱平衡失调及水电解质紊乱，甚至肝肾功能损害，严重可危及孕妇生命。其发生率 0.3%～1.0%。

一、病因

尚未明确，可能与下列因素有关。

(一)绒毛膜促性腺激素(HCG)水平增高

因早孕反应的出现和消失的时间与孕妇血清 HCG 值上升、下降的时间一致;另外多胎妊娠、葡萄胎患者 HCG 值,显著增高,发生妊娠剧吐的比率也增高;而终止妊娠后,呕吐消失。但症状的轻重与血 HCG 水平并不一定呈正相关。

(二)精神及社会因素

恐惧妊娠、精神紧张、情绪不稳和经济条件差的孕妇易患妊娠剧吐。

(三)幽门螺杆菌感染

近年研究发现妊娠剧吐的患者与同孕周无症状孕妇相比,血清抗幽门螺杆菌的 IgG 浓度升高。

(四)其他因素

维生素缺乏,尤其是维生素 B_6 缺乏可导致妊娠剧吐;变态反应;研究发现几种组织胺受体亚型与呕吐有关,临床上抗组胺治疗呕吐有效。

二、病理生理

(1)频繁呕吐导致失水、血容量不足、血液浓缩和细胞外液减少,钾、钠等离子丢失使电解质平衡失调。

(2)不能进食,热量摄入不足,发生负氮平衡,使血浆尿素氮及尿酸升高;由于机体动用脂肪组织供给热量,脂肪氧化不全,导致丙酮、乙酰乙酸及β-羟丁酸聚集,产生代谢性酸中毒。

(3)由于脱水、缺氧血转氨酶值升高,严重时血胆红素升高。机体血液浓缩及血管通透性增加,另外,钠盐丢失,不仅尿量减少,尿中可出现蛋白及管型。肾脏继发性损害,肾小管有退行性变,部分细胞坏死,肾小管的正常排泌功能减退,终致血浆中非蛋白氮、肌酐、尿酸的浓度迅速增加。肾功能受损和酸中毒使细胞内钾离子较多地移到细胞外,出现高钾血症,严重时心脏停搏。

(4)病程长达数周者,可致严重营养缺乏,由于维生素 C 缺乏,血管脆性增加,可致视网膜出血。

三、临床表现

(一)恶心、呕吐

多见于年轻初孕妇,一般停经 6 周左右出现恶心、呕吐,逐渐加重直至频繁呕吐不能进食。

(二)水、电解质紊乱

严重呕吐、不能进食导致失水、电解质紊乱,使氢、钠和钾离子大量丢失,出现低钾血症。营养摄入不足可致负氮平衡,使血浆尿素氮及尿素增高。

(三)酸、碱平衡失调

机体动用脂肪组织供给能量,使脂肪代谢中间产物酮体增多,引起代谢性酸中毒。病情发展,可出现意识模糊。

(四)维生素缺乏

频繁呕吐、不能进食可引起维生素 B_1 缺乏,导致 Wernicke-Korsakoff 综合征。维生素 K 缺乏,可致凝血功能障碍,常伴血浆蛋白及纤维蛋白原减少,增加孕妇出血倾向。

四、辅助检查

(1)尿液检查:患者尿比重增加,尿酮体阳性,肾功能受损时,尿中可出现蛋白和管型。

(2)血液检查:血液浓缩,红细胞计数增多,血细胞比容上升,血红蛋白值增高;血酮体可为阳性,二氧化碳结合力降低;肝、肾功能受损害时胆红素、转氨酶、肌酐和尿素氮升高。

(3)眼底检查:严重者出现眼底出血。

五、诊断及鉴别诊断

根据病史、临床表现及妇科检查,诊断并不困难。可用 B 超检查排除滋养叶细胞疾病,此外尚需与可引起呕吐的疾病,如急性病毒性肝炎、胃肠炎、胰腺炎、胆管疾病、脑膜炎、脑血管意外及脑肿瘤等鉴别。

六、并发症

(一)Wernicke-Korsakoff 综合征

发病率为妊娠剧吐患者的 10%,是由于妊娠剧吐长期不能进食,导致维生素 B_1 缺乏引起的中枢系统疾病,Wernicke 脑病和 Korsakoff 综合征是一个病程中的先后阶段。

维生素 B_1 是糖代谢的重要辅酶,参与糖代谢的氧化脱羧代谢,维生素 B_1 缺乏时,体内丙酮酸及乳酸堆积,发生糖代谢的三羧酸循环障碍,使得主要靠糖代谢供给能量的神经组织、骨骼肌和心肌代谢出现严重障碍。病理变化主要发生在丘脑、下丘脑的脑室旁区域、中脑导水管的周围区灰质、乳头体、第四脑室底部和迷走神经运动背核，可出现不同程度的神经细胞和神经纤维轴索或髓鞘的丧失，伴有星形细胞和小胶质细胞的增生。毛细血管扩张，血管的外膜和内皮细胞明显增生，有散在小出血灶。

Wernicke 脑病表现为眼球震颤、眼肌麻痹等眼部症状，躯干性共济失调及精神障碍，可同时出现，但大多数患者精神症状迟发。Korsakoff 综合征表现为严重的近事记忆障碍，表情呆滞、缺乏主动性，产生虚构与错构。部分伴有周围神经病变。严重时发展为永久性的精神、神经功能障碍，出现神经错乱、昏迷甚至死亡。

（二）Mallory-Weis 综合征

胃-食管连接处的纵向黏膜撕裂出血，引起呕血和黑粪。严重时，可使食管穿孔，表现为胸痛、剧吐、呕血，需急症手术治疗。

七、治疗与护理

治疗原则：休息，适当禁食，计出入量，纠正脱水、酸中毒及电解质紊乱，补充营养，并需要良好的心理支持。

（一）补液治疗

每天应补充葡萄糖液、生理盐水、平衡液，总量 3 000 mL 左右，加维生素 B_6 100 mg。维生素 C 2～3 g，维持每天尿量≥1 000 mL，肌内注射维生素 B_1，每天 100 mg。为了更好地利用输入的葡萄糖，可适当加用胰岛素。根据血钾、血钠情况决定补充剂量。根据二氧化碳结合力值或血气分析结果，予以静脉滴注碳酸氢钠溶液。

一般经上述治疗 3 天后，病情大多迅速好转，症状缓解。待呕吐停止后，可试进少量流食，以后逐渐增加进食量，调整静脉输液量。

（二）终止妊娠

经上述治疗后，若病情不见好转，反而出现下列情况，应迅速终止妊娠：①持续黄疸；②持续尿蛋白；③体温升高，持续在 38 ℃以上；④心率＞120 次/分；⑤多发性神经炎及神经性体征；⑥出现 Wernicke-Korsakoff 综合征。

（三）妊娠剧吐并发 Wernicke-Korsakoff 综合征的治疗

如不紧急治疗，该综合征的病死率高达 50%，即使积极处理，病死率也在 17%左右。在未补给足量维生素 B_1 前，静脉滴注葡萄糖会进一步加重三羧酸循环障碍，使病情加重，导致患者昏迷甚至死亡。对长期不能进食的患者应给维生素 B_1，400～600 mg 分次肌内注射，以后每天100 mg肌内注射至能正常进食为止，然后改口服，并给予多种维生素。同时应对其内分泌及神经状态进行评价，对病情严重者及时终止妊娠。早期大量维生素 B_1 治疗，上述症状可在数天至数周内有不同程度的恢复，但仍有 60％患者不能得到完全恢复，特别是记忆恢复往往需要 1 年左右的时间。

八、预后

绝大多数妊娠剧吐患者预后良好，仅少数病例因病情严重而需终止妊娠。然而对胎儿方面，曾有报道妊娠剧吐发生酮症者，所生后代的智商较低。

第五节　异位妊娠

受精卵在于子宫体腔以外着床称为异位妊娠，习称宫外孕。异位妊娠依受精卵在子宫体腔外种植部位不同分为输卵管妊娠、卵巢妊娠、腹腔妊娠、阔韧带妊娠和宫颈妊娠(图 6-1)。

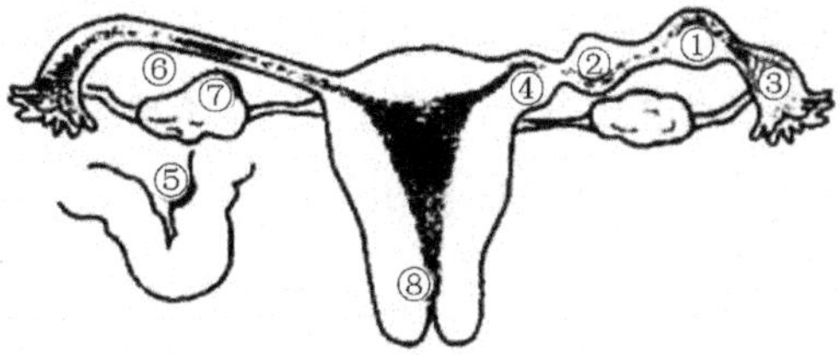

①输卵管壶腹部妊娠；②输卵管峡部妊娠；③输卵管伞部妊娠；④输卵管间质部妊娠；⑤腹腔妊娠；⑥阔韧带妊娠；⑦卵巢妊娠；⑧宫颈妊娠

图 6-1　异位妊娠的发生部位

异位妊娠是妇产科常见的急腹症，发病率约 1％，是孕产妇的主要死亡原因之一。以输卵管妊娠最常见。输卵管妊娠占异位妊娠 95％左右，其中壶腹部妊娠最多见，约占 78％，其次为峡部、伞部、间质部妊娠较少见。

一、病因

(一)输卵管炎症

此是异位妊娠的主要病因。可分为输卵管黏膜炎和输卵管周围炎。输卵管黏膜炎轻者可发生黏膜皱褶粘连、管腔变窄。或使纤毛功能受损,从而导致受精卵在输卵管内运行受阻并于该处着床;输卵管周围炎病变主要在输卵管浆膜层或浆肌层,常造成输卵管周围粘连、输卵管扭曲、管腔狭窄、蠕动减弱而影响受精卵运行。

(二)输卵管手术史输卵管绝育史及手术史者

输卵管妊娠的发生率为 10%～20%。尤其是腹腔镜下电凝输卵管及硅胶环套术绝育,可因输卵管瘘或再通而导致输卵管妊娠。曾经接受输卵管粘连分离术、输卵管成形术(输卵管吻合术或输卵管造口术)者,在再次妊娠时输卵管妊娠的可能性亦增加。

(三)输卵管发育不良或功能异常

输卵管过长、肌层发育差、黏膜纤毛缺乏、双输卵管、输卵管憩室或有输卵管副伞等,均可造成输卵管妊娠。输卵管功能(包括蠕动、纤毛活动及上皮细胞分泌)受雌、孕激素调节。若调节失败,可影响受精卵正常运行。

(四)辅助生殖技术

近年,由于辅助生育技术的应用,使输卵管妊娠发生率增加,既往少见的异位妊娠,如卵巢妊娠、宫颈妊娠、腹腔妊娠的发生率增加。1998 年,美国报道因助孕技术应用所致输卵管妊娠的发生率为 2.8%。

(五)避孕失败

宫内节育器避孕失败,发生异位妊娠的机会较大。

(六)其他

子宫肌瘤或卵巢肿瘤压迫输卵管,影响输卵管管腔通畅,使受精卵运行受阻。输卵管子宫内膜异位可增加受精卵着床于输卵管的可能性。

二、病理

(一)输卵管妊娠的特点

输卵管管腔狭小,管壁薄且缺乏黏膜下组织,其肌层远不如子宫肌壁厚与坚韧,妊娠时不能形成完好的蜕膜,不利于胚胎的生长发育,常发生以下结局。

1.输卵管妊娠流产

输卵管妊娠流产多见于妊娠8～12周输卵管壶腹部妊娠。受精卵种植在输卵管黏膜皱襞内，由于蜕膜形成不完整，发育中的胚泡常向管腔突出，最终突破包膜而出血，胚泡与管壁分离，若整个胚泡剥离落入管腔，刺激输卵管逆蠕动经伞端排出到腹腔，形成输卵管妊娠完全流产，出血一般不多。若胚泡剥离不完整，妊娠产物部分排出到腹腔，部分尚附着于输卵管壁，形成输卵管妊娠不全流产，滋养细胞继续侵蚀输卵管壁，导致反复出血，形成输卵管血肿或输卵管周围血肿，血液不断流出并积聚在直肠子宫陷窝形成盆腔血肿，量多时甚至流入腹腔。

2.输卵管妊娠破裂

输卵管妊娠破裂多见于妊娠6周左右输卵管峡部妊娠。受精卵着床于输卵管黏膜皱襞间，胚泡生长发育时绒毛向管壁方向侵蚀肌层及浆膜，最终穿破浆膜，形成输卵管妊娠破裂。输卵管肌层血管丰富。短期内可发生大量腹腔内出血，使患者出现休克。其出血量远较输卵管妊娠流产多，腹痛剧烈；也可反复出血，在盆腔与腹腔内形成血肿。孕囊可自破裂口排出，种植于任何部位。若胚泡较小则可被吸收；若过大则可在直肠子宫陷凹内形成包块或钙化为石胎。

输卵管间质部妊娠虽少见，但后果严重，其结局几乎均为输卵管妊娠破裂。由于输卵管间质部管腔周围肌层较厚、血运丰富，因此破裂常发生于孕12～16周。其破裂犹如子宫破裂，症状较严重，往往在短时间内出现低血容量休克症状。

3.陈旧性宫外孕

输卵管妊娠流产或破裂，若长期反复内出血形成的盆腔血肿不消散，血肿机化变硬并与周围组织粘连，临床上称为陈旧性宫外孕。

4.继发性腹腔妊娠

无论输卵管妊娠流产或破裂，胚胎从输卵管排入腹腔内或阔韧带内，多数死亡，偶尔也有存活者。若存活胚胎的绒毛组织附着于原位或排至腹腔后重新种植而获得营养，可继续生长发育，形成继发性腹腔妊娠。

(二)子宫的变化

输卵管妊娠和正常妊娠一样，合体滋养细胞产生HCG维持黄体生长，使类固醇激素分泌增加，致使月经停止来潮、子宫增大变软、子宫内膜出现蜕膜反应。若胚胎受损或死亡，滋养细胞活力消失，蜕膜白宫壁剥离而发生阴道流血。有时蜕膜可完整剥离，随阴道流血排出三角形蜕膜管型；有时呈碎片排出。排出的组织见不到绒毛，组织学检查无滋养细胞，此时血 β-HCG 下降。子宫内膜形态学改变呈多样性，若胚胎死亡已久，内膜可呈增生期改变，有时可见 Arias-Stella(A-S)反应，镜检见内膜腺体上皮细胞增生、增大，细胞边界不清，腺细胞排列成团突入腺腔，细胞极性消失，细胞核肥大、深染，细胞质有空泡。这种子宫内膜过度增生和分泌反应，可能为类固醇激素过度刺激所引起；若胚胎死亡后部分深入肌层的绒毛仍存活，黄体退化迟缓，内膜仍可呈分泌反应。

三、临床表现

输卵管妊娠的临床表现与受精卵着床部位、有无流产或破裂，以及出血量多少与时间长短等有关。

(一)症状

典型症状为停经后腹痛与阴道流血。

1.停经

除输卵管间质部妊娠停经时间较长外，多有 6～8 周停经史。有 20%～30% 患者无停经史，将异位妊娠时出现的不规则阴道流血误认为月经。或由于月经过期仅数天而不认为是停经。

2.腹痛

腹痛是输卵管妊娠患者的主要症状。在输卵管妊娠发生流产或破裂之前，由于胚胎在输卵管内逐渐增大，常表现为一侧下腹部隐痛或酸胀感。当发生输卵管妊娠流产或破裂时，突感一侧下腹部撕裂样疼痛，常伴有恶心、呕吐。若血液局限于病变区，主要表现为下腹部疼痛，当血液积聚于直肠子宫陷凹时，可出现肛门坠胀感。随着血液由下腹部流向全腹，疼痛可由下腹部向全腹部扩散，血液刺激膈肌，可引起肩胛部放射性疼痛及胸部疼痛。

3.阴道流血

胚胎死亡后。常有不规则阴道流血，色暗红或深褐，量少呈点滴状，一般不超过月经量，少数患者阴道流血量较多，类似月经。阴道流血可伴有蜕膜管型或蜕膜碎片排出，系子宫蜕膜剥离所致。阴道流血一般常在病灶去除后方能停止。

4.晕厥与休克

由于腹腔内出血及剧烈腹痛，轻者出现晕厥，严重者出现失血性休克。出血量越多越快，症状出现越迅速越严重，但与阴道流血量不成正比。

5.腹部包块

输卵管妊娠流产或破裂时所形成的血肿时间较久者，由于血液凝固并与周围组织或器官(如子宫、输卵管、卵巢、肠管或大网膜等)发生粘连形成包块,包块较大或位置较高者,腹部可扪及。

(二)体征

根据患者内出血的情况,患者可呈贫血貌。腹部检查:下腹压痛、反跳痛明显,出血多时,叩诊有移动性浊音。

四、处理原则

处理原则以手术治疗为主,其次是药物治疗。

(一)药物治疗

1.化学药物治疗

化学药物治疗主要适用早期输卵管妊娠、要求保存生育能力的年轻患者。符合下列条件可采用此法:①无药物治疗的禁忌证;②输卵管妊娠未发生破裂或流产;③输卵管妊娠包块直径≤4 cm;④血 β-HCG<2 000 U/L;⑤无明显内出血,常用甲氨蝶呤(MTX),治疗机制是抑制滋养细胞增生,破坏绒毛,使胚胎组织坏死、脱落、吸收。但在治疗中若病情无改善,甚至发生急性腹痛或输卵管破裂症状,则应立即进行手术治疗。

2.中医药治疗

中医学认为本病属血瘀少腹,不通则痛的实证。以活血化瘀、消癥为治则,但应严格掌握指征。

(二)手术治疗

手术治疗分为保守手术和根治手术。保守手术为保留患侧输卵管,根治手术为切除患侧输卵管。手术治疗适用于:①生命体征不稳定或有腹腔内出血征象者;②诊断不明确者;③异位妊娠有进展者(如血β-HCG处于高水平,附件区大包块等);④随诊不可靠者;⑤药物治疗禁忌证者或无效者。

1.保守手术

此适用于有生育要求的年轻妇女,特别是对侧输卵管已切除或有明显病变者。

2.根治手术

此适用于无生育要求的输卵管妊娠内出血并发休克的急症患者。

3.腹腔镜手术

这是近年治疗异位妊娠的主要方法。

五、护理

(一)护理评估

1.病史

应仔细询问月经史,以准确推断停经时间。注意不要将不规则阴道流血误认为末次月经,或由于月经仅过期几天,不认为是停经。此外,对不孕、放置宫内节育器、绝育术、输卵管复通术、盆腔炎等与发病相关的高危因素应予高度重视。

2.身心状况

输卵管妊娠发生流产或破裂前,症状及体征不明显。当患者腹腔内出血较多时呈贫血貌,严重者可出现面色苍白,四肢湿冷,脉快、弱、细,血压下降等休克症状。体温一般正常,出现休克时体温略低,腹腔内血液吸收时体温略升高,但不超过 38 ℃。下腹有明显压痛、反跳痛,尤以患侧为重,肌紧张不明显,叩诊有移动性浊音。血凝后下腹可触及包块。

由于输卵管妊娠流产或破裂后,腹腔内急性大量出血及剧烈腹痛,以及妊娠终止的现实都将是孕妇出现较为激烈的情绪反应。可表现为哭泣、自责、无助、抑郁和恐惧等行为。

3.诊断检查

(1)腹部检查:输卵管妊娠流产或破裂者,下腹部有明显压痛或反跳痛,尤以患侧为甚,轻度腹肌紧张;出血多时,叩诊有移动性浊音;如出血时间较长,形成血凝块,在下腹可触及软性肿块。

(2)盆腔检查:输卵管妊娠未发生流产或破裂者,除子宫略大较软外,仔细检查可能触及胀大的输卵管并有轻度压痛。输卵管妊娠流产或破裂者,阴道后穹隆饱满,有触痛。将宫颈轻轻上抬或左右摇动时引起剧烈疼痛,称为宫颈抬举痛或摇摆痛,是输卵管妊娠的主要体征之一。子宫稍大而软,腹腔内出血多时子宫检查呈漂浮感。

(3)阴道后穹隆穿刺:是一种简单、可靠的诊断方法,适用于疑有腹腔内出血的患者。由于腹腔内血液易积聚于直肠子宫陷凹,抽出暗红色不凝血为阳性,说明存在血腹症。无内出血、内出血量少、血肿位置较高或直肠子宫陷凹有粘连者,可能抽不出血液,因而穿刺阴性不能排除输卵管妊娠存在。如有移动性浊音,可做腹腔穿刺。

(4)妊娠试验:放射免疫法测血中 HCG,尤其是 β-HCG 阳性有助诊断。虽然此方法灵敏度高,异位妊娠的阳性率一般可达 80%~90%,但 β-HCG 阴性者仍不能完全排除异位妊娠。

(5)血清孕酮测定：对判断正常妊娠胚胎的发育情况有帮助，血清孕酮值<5 ng/mL 应考虑宫内妊娠流产或异位妊娠。

(6)超声检查：B 超显像有助于诊断异位妊娠。阴道 B 超检查较腹部 B 超检查准确性高。诊断早期异位妊娠。单凭 B 超现象有时可能会误诊。若能结合临床表现及 β-HCG 测定等，对诊断的帮助很大。

(7)腹腔镜检查：适用于输卵管妊娠尚未流产或破裂的早期患者和诊断有困难的患者，腹腔内有大量出血或伴有休克者，禁做腹腔镜检查。在早期异位妊娠患者，腹腔镜可见一侧输卵管肿大，表面紫蓝色，腹腔内无出血或有少量出血。

(8)子宫内膜病理检查：诊刮仅适用于阴道流血量较多的患者，目的在于排除宫内妊娠流产。将宫腔排出物或刮出物做病理检查，切片中见到绒毛，可诊断为宫内妊娠，仅见蜕膜未见绒毛者有助于诊断异位妊娠。现已经很少依靠诊断性刮宫协助诊断。

(二)护理诊断

1.潜在并发症

出血性休克。

2.恐惧

其与担心手术失败有关。

(三)预期目标

(1)患者休克症状得以及时发现并缓解。

(2)患者能以正常心态接受此次妊娠失败的事实。

(四)护理措施

1.接受手术治疗患者的护理

(1)护士在严密监测患者生命体征的同时，配合医师积极纠正患者休克症状，做好术前准备。手术治疗是输卵管异位妊娠的主要处理原则。对于严重内出血并发休克的患者，护士应立即开放静脉，交叉配血，做好输血输液的准备。以便配合医师积极纠正休克，补充血容量，并按急症手术要求迅速做好手术准备。

(2)加强心理护理：护士于术前简洁明了地向患者及家属讲明手术的必要性，并以亲切的态度和切实的行动赢得患者及家属的信任，保持周围环境的安静、有序，减少和消除患者的紧张、恐惧心理，协助患者接受手术治疗方案。术后，护士应帮助患者以正常的心态接受此次妊娠失败的现实，向她们讲述异位妊娠的有关知识，一方面可以减少因害怕再次发生移位妊娠而抵触妊娠的不良情绪，另一方面也可以增加和提高患者的自我保健意识。

2.接受非手术治疗患者的护理

对于接受非手术治疗方案的患者，护士应从以下几方面加强护理。

(1)护士需密切观察患者的一般情况、生命体征，并重视患者的主诉，尤应注意阴道流血量与腹腔内出血量不成比例，当阴道流血量不多时，不要误认为腹腔内出血量亦很少。

(2)护士应告诉患者病情发展的一些指征，如出血增多、腹痛加剧、肛门坠胀感明显等，以便当患者病情发展时，医患均能及时发现，给予相应处理。

(3)患者应卧床休息，避免腹部压力增大，从而减少异位妊娠破裂的机会。在患者卧床期间，护士需提供相应的生活护理。

(4)护士应协助正确留取血标本，以检测治疗效果。

(5)护士应指导患者摄取足够的营养物质，尤其是富含铁蛋白的食物，如动物肝脏、肉类、豆类、绿叶蔬菜及黑木耳等，以促进血红蛋白的增加，增强患者的抵抗力。

3.出院指导

输卵管妊娠的预后在于防治输卵管的损伤和感染，因此护士应做好妇女的健康保健工作，防止发生盆腔感染。教育患者保持良好的卫生习惯，勤洗浴、勤换衣，性伴侣稳定。发生盆腔炎后须立即彻底治疗，以免延误病情。另外，由于输卵管妊娠者中约有10%的再发生率和50%～60%的不孕率。因此，护士需告诫患者，下次妊娠时要及时就医，并且不宜轻易终止妊娠。

(五)护理评价

(1)患者的休克症状得以及时发现并纠正。

(2)患者消除了恐惧心理.愿意接受手术治疗。

第六节 胎位异常

一、概要

胎位异常是造成难产的常见因素之一。最常见的异常胎位为臀位，占3%～

4%。本节仅介绍持续性枕后位、枕横位、臀先露、肩先露。

(一)持续性枕后位、枕横住

在分娩过程中,胎头以枕后位或枕横位衔接。在下降过程中,胎头枕部因强有力宫缩绝大多数能向前转,转成枕前位自然分娩。仅有5%~10%胎头枕骨持续不能转向前方,直至分娩后期仍位于母体骨盆后方或侧方,致使分娩发生困难者,称持续性枕后位或持续性枕横位。国外报道发病率均为5%左右。

(二)臀先露

臀先露是最常见的异常胎位,占妊娠足月分娩总数的3%~4%,多见于经产妇。臀先露以骶骨为指示点,有骶左前、骶左横、骶左后、骶右前、骶右横、骶右后6种胎位。根据胎儿两下肢所取姿势,分为3类:单臀先露或腿直臀先露,最多见;完全臀先露或混合臀先露,较多见;不完全臀先露或足位,较少见。

(三)肩先露

胎体纵轴与母体纵轴相垂直为横产式。胎体横卧于骨盆入口之上,先露部为肩,称肩先露,又称横位,占妊娠足月分娩总数的0.25%,是一种对母儿最不利的胎位。胎儿极小或死胎浸软极度折叠后才能自然娩出外,正常大小的足月胎儿不可能从阴道自产。根据胎头在母体左或右侧和胎儿肩胛朝向母体前或后方,有肩左前、肩左后、肩右前、肩右后4种胎位。

二、护理评估

(一)病史

骨盆形态、大小异常是发生持续性枕后位、枕横位的重要原因。胎头俯屈不良、子宫收缩乏力、头盆不称、前置胎盘、膀胱充盈、子宫下段宫颈肌瘤等均可影响胎头内旋转,形成持续性枕横位或枕后位。

肩先露与臀先露发生原因相似:①胎儿在宫腔内活动范围过大,如羊水过多、经产妇腹壁松弛及早产儿羊水相对过多,胎儿容易在宫腔内自由活动形成臀先露。②胎儿在宫腔内活动范围受限,如子宫畸形、胎儿畸形等。③胎头衔接受阻,如狭窄骨盆,前置胎盘易发生。

(二)身心状况与检查

1.持续性枕后位、枕横位

(1)表现:临产后胎头衔接较晚及俯屈不良,常导致协调性宫缩乏力及宫口扩张缓慢,产妇自觉肛门坠胀及排便感,致使宫口尚未开全时过早使用腹压。持续性枕后位常致活跃期晚期及第二产程延长。

(2)腹部检查:在宫底部触及胎臀,胎背偏向母体后方或侧方,在对侧明显触及胎儿肢体。若胎头已衔接,有时可在胎儿肢体侧耻骨联合上方扪到胎儿颏部。胎心在脐下一侧偏外方听得最响亮,枕后位时因胎背伸直,前胸贴近母体腹壁,胎心在胎儿肢体侧的胎胸部位也能听到。

(3)肛门检查或阴道检查:当肛查宫口部分扩张或开全时,若为枕后位,感到盆腔后部空虚,查明胎头矢状缝位于骨盆斜径上。前囟在骨盆右前方,后囟(枕部)在骨盆左后方则为枕左后位,反之为枕右后位。查明胎头矢状缝位于骨盆横径上,后囟在骨盆左侧方,则为枕左横位,反之为枕右横位。当出现胎头水肿,颅骨重叠,囟门触不清时,需行阴道检查借助胎儿耳郭及耳屏位置及方向判定胎位,若耳郭朝向骨盆后方,诊断为枕后位;若耳郭朝向骨盆侧方,诊断为枕横位。

(4)B超检查:根据胎头颜面及枕部位置,能准确探清胎头位置以明确诊断。

(5)危害:①对产妇的影响有胎位异常导致继发性宫缩乏力,使产程延长,常需手术助产,容易发生软产道损伤,增加产后出血及感染机会。若胎头长时间压迫软产道,可发生缺血坏死脱落,形成生殖道瘘。②对胎儿的影响有第二产程延长和手术助产机会增多,常出现胎儿窘迫和新生儿窒息,使围生儿死亡率增高。

2.臀先露

(1)表现:孕妇常感肋下有圆而硬的胎头。常致宫缩乏力,宫口扩张缓慢,产程延长。

(2)腹部检查:子宫呈纵椭圆形,胎体纵轴与母体纵轴一致。在宫底部可触到圆而硬,按压时有浮球感的胎头。若未衔接,在耻骨联合上方触到不规则,软而宽的胎臀,胎心在脐左(或右)上方听得最清楚。衔接后,胎臀位于耻骨联合之下,胎心听诊以脐下最明显。

(3)肛门检查及阴道检查肛门检查时,触及软而不规则的胎臀或触到胎足、胎膝(图 6-2、图 6-3)。

(4)B超检查:可明确诊断,能准确探清臀先露类型及胎儿大小、胎头姿势等。

(5)危害:①对产妇的影响有容易发生胎膜早破或继发性宫缩乏力,使产后出血与产褥感染的机会增多,容易造成宫颈撕裂甚至延及子宫下段。②对胎儿及新生儿的影响有胎臀高低不平,对前羊膜囊压力不均匀,常致胎膜早破,发生脐带脱垂是头先露的 10 倍,脐带受压可致胎儿窘迫甚至死亡;胎膜早破,使早产儿及低体重儿增多。后出胎头牵出困难,常发生新生儿窒息,臂丛神经损伤及颅内出血。

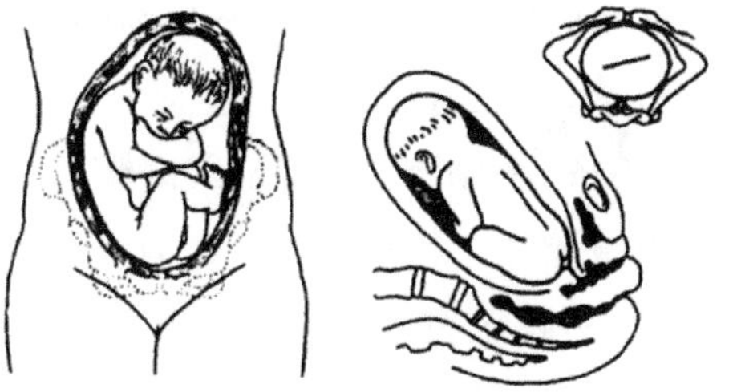

图 6-2 臀先露检查示意图

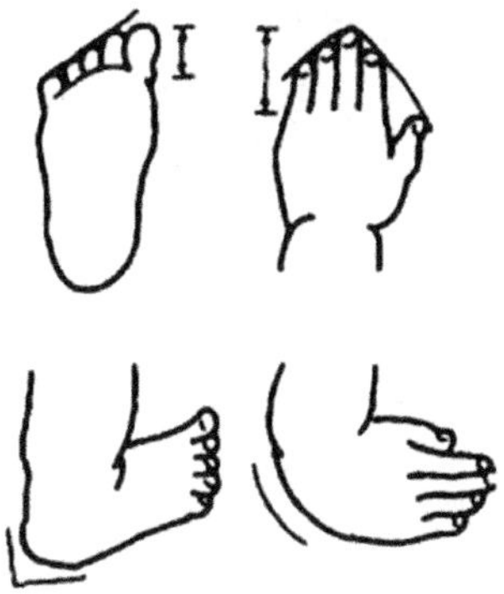

图 6-3 胎手与胎足的鉴别

3.肩先露

(1)表现:分娩初期,因先露部高,不能紧贴子宫下段及宫颈内口,缺乏直接刺激,容易发生宫缩乏力;由于先露部不能紧贴骨盆入口,致前后羊水沟通,当宫缩时,宫颈口处胎膜所承受的压力很大,胎肩对宫颈压力不均,容易发生胎膜破裂及脐带脱垂。破膜后羊水迅速外流,胎儿上肢或脐带容易脱出,导致胎儿窘迫甚至死亡。羊水流出后,胎体紧贴宫壁,宫缩转强,胎肩被挤入盆腔,胎臂可脱出于阴道口外,而胎头和胎体则被阻于骨盆入口之上,称为"忽略性横位。"此时由于羊水流失殆尽,子宫不断收缩,上段越来越厚,下段异常伸展变薄,出现"病理性缩复环",可导致子宫破裂。由于失血、感染及水电解质发生紊乱等,可严重威胁产妇生命,多数胎儿因缺氧而死亡。有时破膜后,分娩受阻,子宫呈麻痹状态,产程延长,常并发严重宫腔感染。

(2)腹部检查:外形呈横椭圆形,子宫底部较低,耻骨联合上方空虚,在腹部一侧可触到大而硬的胎头,对侧为臀,胎心在脐周两旁最清晰。子宫呈横椭圆形,子宫长度低于妊娠周数,子宫横径宽。宫底部及耻骨联合上方较空虚,在母体腹部一侧触到胎头,另侧触到胎臀。肩前位时,胎背朝向母体腹壁,触之宽大平坦;肩后位时,胎儿肢体朝向母体腹壁,触及不规则的小肢体。胎心在脐周两侧最清楚。根据腹部检查多能确定胎位。

(3)肛门检查或阴道检查:在临产初期,先露部较高,不易触及,当宫口已扩开。由于先露部不能紧贴骨盆入口,致前后羊水沟通,当宫缩时,宫颈口处胎膜所承受的压力很大,易发生胎膜破裂及脐带或胎臂脱垂。胎膜未破者,因胎先露部浮动于骨盆入口上方,肛查不易触及胎先露部。若胎膜已破,宫口已扩张者,阴道检查可触到肩胛骨或肩峰,肋骨及腋窝。肩胛骨朝向母体前或后方,可决定肩前位或肩后位。例如,胎头在母体右侧,肩胛骨朝向后方,则为肩右后位。胎手若已脱出于阴道口外,可用握手法鉴别是胎儿左手或右手。

(4)B超检查:能准确探清肩先露,并能确定具体胎位。

三、护理诊断

(一)恐惧

其与分娩结果未知及手术有关。

(二)有新生儿受伤的危险

其与胎儿缺氧及手术产有关。

(三)有感染的危险

其与胎膜早破有关。

(四)潜在并发症

产后出血、子宫破裂、胎儿窘迫。

四、护理目标

(1)产妇恐惧感减轻,积极配合医护工作。

(2)孕产妇及新生儿未出现因护理不当引起并发症。

(3)产妇与家属对胎儿夭折能正确面对。

五、护理措施

(一)及早发现异常并纠正

妊娠期加强围生期保健,宣传产前检查,妊娠发现胎位异常者,配合医师进行纠正。28周以前臀位多能自行转成头位,可不予处理。30周以后仍为臀位者,应设法纠正。常用的矫正方法有以下几种。

1.胸膝卧位

让孕妇排空膀胱,松解裤带,做胸膝卧位姿势,每天 2 次,每次 15 分钟,使胎臀离开骨盆腔,有助于自然转正。为了方便进行早晚各做一次为宜,连做 1 周后复查。

2.激光照射或艾灸至阴穴

激光照射至阴穴,左右两侧各照射 10 分钟,每天 1 次,7 次为 1 个疗程,有良好效果。也可用艾灸条,每天 1 次,每次 15～20 分钟,5 次为 1 个疗程。1 周后复查 B 超。

3.外转胎位术

现已少用。腹壁较松子宫壁不太敏感者,可试外倒转术,将臀位转为头位。倒转时切勿用力过猛,亦不宜勉强进行,以免造成胎盘早剥。倒转前后均应仔细听胎心音。

(二)执行医嘱,协助做好不同方式分娩的一切准备

1.持续性枕后位、枕横位

在骨盆无异常,胎儿不大时,可以试产。试产时应严密观察产程,注意胎头下降,宫口扩张程度,宫缩强弱及胎心有无改变。

第一产程。①潜伏期:需保证产妇充分营养与休息。若有情绪紧张,睡眠不好可给予哌替啶或地西泮。②活跃期宫口开大 3～4 cm,产程停滞排除头盆不称后可行人工破膜;若产力欠佳,静脉滴注缩宫素。在试产过程中,出现胎儿窘迫征象,应行剖宫产术结束分娩。

第二产程:若第二产程进展缓慢,初产妇已近 2 小时,经产妇已近 1 小时,应行阴道检查。当胎头双顶径已达坐骨棘平面或更低时,可先行徒手将胎头枕部转向前方;若转成枕前位有困难时,也可向后转成正枕后位,再以产钳助产。若以枕后位娩出时,需作较大的会阴后一斜切开。若胎头位置较高,疑有头盆不称,需行剖宫产术,中位产钳禁止使用。

第三产程:因产程延长,容易发生产后宫缩乏力,胎盘娩出后应立即静脉注射或肌内注射子宫收缩剂,以防发生产后出血。有软产道裂伤者,应及时修补。新生儿应重点监护。产后应给予抗生素预防感染。

2.臀先露

臀位分娩的关键在于胎头能否顺利娩出,胎头娩出的难易,和胎儿与骨盆的大小,以及宫颈是否完全扩张有直接关系。对疑有头盆不称、高龄初产妇及经产妇屡有难产史者,均应仔细检查骨盆及胎儿的大小,常规作 B 超以进一步判断胎儿大小，排除胎儿畸形。未发现异常者，可从阴道分娩，如有骨盆狭窄或相对头盆不称(估计胎儿体重≥3 500 g)，或足先露、胎膜早破、胎儿宫内窘迫、脐带脱垂者，以剖宫取胎为宜。因此，应根据产妇年龄、胎产次、骨盆类型、胎儿大小、胎儿是否存活、臀先露类型及有无合并症，于临产初期做出正确判断，决定分娩方式。

(1)择期剖宫产的指征：狭窄骨盆，软产道异常，胎儿体重≥3 500 g，胎儿窘迫，高龄初产，有难产史，不完全臀先露等，均应行剖宫产术结束分娩。

(2)决定经阴道分娩的处理。

第一产程：待产时应耐心等待，做好产妇的思想工作，以解除顾虑，产妇应侧卧，不宜站立走动，少做肛查，不灌肠，尽量避免胎膜破裂。勤听胎心音，一旦破膜，应立即听胎心。若胎心变慢或变快，应行肛查，必要时行阴道检查，了解有无脐带脱垂。若有脐带脱垂，胎心尚好，宫口未开全，为抢救胎儿，需立即行剖宫产术。若无脐带脱垂，可严密观察胎心及产程进展。若出现协调性宫缩乏力，应设法加强宫缩。

臀位接产的关键在于胎头的顺利娩出，而胎头的顺利娩出有赖于产道，特别是宫颈是否充分扩张。胎膜破裂后，当宫口开大 4～5 cm 时，胎臀或胎足出现于阴道口时，消毒外阴之后，用一消毒巾盖住，每次阵缩用手掌紧紧按住使之不能立即娩出，使用“堵”外阴方法。此法有利于后出胎头的顺利娩出。在“堵”的过程中，应每隔 10～15 分钟听胎心一次，并注意宫口是否开全。宫口已开全再堵易引起胎儿窘迫或子宫破裂。宫口近开全时，要做好接产和抢救新生儿窒息的准备。“堵”时用力要适当，忌用暴力，直到胎臀显露于阴道口，检查宫口确已开全为止。“堵”的时间一般需 0.5～1.0 小时，初产妇有时需堵 2～3 小时。

第二产程：臀位阴道分娩，有自然娩出、臀位助产及臀位牵引等 3 种方式。自然分娩系胎儿自行娩出；臀位助产系胎臀及胎足自行娩出后，胎肩及胎头由助产者牵出；臀位牵引系胎儿全部由助产者牵引娩出，为手术的一种，应有一定适应证。后者对胎儿威胁较大。接产前，应导尿排空膀胱。初产妇应作会阴切开术。3 种分娩方式分述如下：①自然分娩。胎儿自然娩出，不作任何牵拉。极少见，仅见于经产妇，胎儿小，宫缩强，骨盆腔宽大者。②臀助产术。当胎臀自然娩出至脐部后，胎肩及后出胎头由接产者协助娩出。脐部娩出后，一般应在 2～3 分钟娩出胎头，最长不能超过 8 分钟。后出胎头娩出有主张用单叶产钳，效果佳。③臀牵引术。胎儿全部由接产者牵拉娩出，此种手术对胎儿损伤大，一般情况下应禁止使用。

第三产程：产程延长易并发子宫收缩乏力性出血。胎盘娩出后，应肌内注射缩宫素或麦角新碱，防止产后出血。行手术操作及有软产道损伤者，应及时检查并缝合，给予抗生素预防感染。

3.肩先露

妊娠期发现肩先露应及时矫正。可采用胸膝卧位，激光照射(或艾灸)至阴穴。上述矫正方法无效，应试行外转胎位术转成头先露，并包扎腹部以固定胎头。若行外转胎位术失败，应提前住院决定分娩方式。

分娩期应根据产妇年龄、胎产次、胎儿大小、骨盆有无狭窄、胎膜是否破裂、羊水留存量、宫缩强弱、宫颈口扩张程度、胎儿是否存活、有无并发感染及子宫先兆破裂等决定分娩方式。

(1)足月活胎，对于有骨盆狭窄、经产妇有难产史、初产妇横位估计经阴道分娩有困难者，应于临产前行择期剖宫产术结束分娩。

(2)初产妇，足月活胎，临产后应行剖宫产术。如是经产妇，宫缩不紧，胎膜未破，仍可试外倒转术，若外倒转失败，也可考虑剖宫产。

(3)破膜后，立即做阴道检查，了解宫颈口扩张情况、胎方位及有无脐带脱垂等。如胎心好，宫颈口扩张不大，特别是初产妇有脐带脱垂，估计短时期内不可能分娩者，应即剖宫取胎。如系经产妇，宫颈口已扩张至5 cm以上，胎膜破裂不久，可在全麻麻醉下试做内倒转术，使横位变为臀位，待宫口开全后再行臀位牵引术。如宫口已近开全或开全，倒转后即可作臀牵引。

(4)破膜时间过久，羊水流尽，子宫壁紧贴胎儿，胎儿存活，已形成忽略性横位时，应立即剖宫取胎。如胎儿已死，可在宫颈口开全后做断头术，出现先兆子宫破裂或子宫破裂征象，无论胎儿死活，均应立即行剖宫产术。如宫腔感染严重，应同时切除子宫。

(5)胎儿已死，无先兆子宫破裂征象，若宫口近开全，在全麻下行断头术或碎胎术。

(6)胎盘娩出后应常规检查阴道、宫颈及子宫下段有无裂伤，并及时做必要的处理。如有血尿，应放置导尿管，以防尿瘘形成。产后用抗生素预防感染。

(7)临时发现横位产及无条件就地处理者，可给哌替啶100 mg或氯丙嗪50 mg，设法立即转院，途中尽量减少颠簸，以防子宫破裂。

第七章　儿科护理

第一节　小儿肠套叠

肠套叠是指肠管的一部分及其相邻的肠系膜套入邻近肠腔内的一种肠梗阻。以4月龄至2岁以内小儿多见，冬春季发病率较高。

一、临床特点

(1)腹痛：表现为阵发性哭闹，20～30分钟发作一次，发作时脸色发白、拒奶、手足乱动、呈异常痛苦的表情。

(2)呕吐：在阵发性哭闹开始不久，即出现呕吐，开始时呕吐物为奶汁或其他食物，呕吐次数增多后可含有胆汁。

(3)血便：是肠套叠的重要症状，一般多在套叠后8～12小时排血便，多为果酱色黏液血便。

(4)腹部肿块：在右侧腹或右上腹季肋下可触及一腊肠样肿块，但腹胀明显时肿块不明显。

(5)右下腹空虚感：是因回盲部套叠使结肠上移，故右下腹较左侧空虚，不饱满。

(6)肛门指诊：指套上染有果酱样血便，若套叠在直肠，可触到子宫颈样套叠头部。

(7)其他：晚期患儿一般情况差，精神萎靡，反应迟钝，嗜睡甚至休克。若伴有肠穿孔则情况更差，腹胀明显，有压痛、肠鸣音减弱，腹壁水肿，发红。

(8)辅助检查。①空气灌肠：对高度怀疑肠套者，可选此检查，确诊后，可直接行空气灌肠整复。②腹部B超:套叠肠管肿块的横切面似靶心样同心圆。③腹部立位片:腹部见多个液平面的肠梗阻征象。

二、护理评估

(一)健康史

了解患儿发病前有无感冒、突然饮食改变及腹泻、高热等症状。询问以前有无肠套史。

(二)症状、体征

询问腹痛性质、程度、时间、发作规律和伴随症状及诱发因素,有无腹部肿块及血便。评估呕吐情况,有无发热及脱水症状。

(三)社会、心理

评估家长对小儿喂养的认知水平和对疾病的了解程度,以及对预后是否担心。

(四)辅助检查

分析辅助检查结果,了解腹部B超、腹部X线立位片等结果。

三、常见护理问题

(1)体温过高:与肠道内毒素吸收有关。

(2)体液不足:与呕吐、禁食、胃肠减压、高热、术中失血失液有关。

(3)舒适的改变:与腹痛、腹胀有关。

(4)合作性问题:肠坏死、切口感染、粘连性肠梗阻。

四、护理措施

(一)术前

(1)监测生命体征,严密观察患儿精神、意识状态、有无脱水症状及腹痛性质、部位、程度,观察呕吐次数、量及性质。呕吐时头侧向一边,防止窒息,及时清除呕吐物。

(2)开放静脉通路,遵医嘱使用抗生素,纠正水、电解质紊乱。

(3)术前做好禁食、备皮、皮试等准备,禁用止痛剂,以免掩盖病情。

(二)术后

(1)术后患儿回病房,去枕平卧4～6小时,头侧向一边,保持呼吸道通畅,麻醉清醒后可取平卧位或半卧位。

(2)监测血压、心率、尿量,评估皮肤弹性和黏膜湿润情况。

(3)监测体温变化,由于肠套整复后毒素的吸收,应特别注意高热的发生,观察热型及伴随症状,及早控制体温,防止高热惊厥。出汗过多时,及时更换衣服,以免受凉。发热患儿每4小时一次监测体温,给予物理降温或药物降温,并观察降温效果,保持室内通风。

(4)观察肠套整复术后有无阵发性哭闹、呕吐、便血,以防再次肠套。

(5)禁食期间,做好口腔护理,根据医嘱补充水分和电解质溶液。

(6)密切观察腹部症状,有无呕吐、腹胀、肛门排气,观察排便情况并记录、保持胃肠减压引流通畅,观察引流液量、颜色、性质。

(7)肠蠕动恢复后,饮食以少量多餐为宜,逐步过渡,避免进食产气、胀气的食物,并观察进食后有无恶心、呕吐、腹胀情况。

(8)观察伤口有无渗血、渗液、红肿,保持伤口敷料清洁、干燥,防止大小便污染伤口。

(9)指导家长多安抚患儿、分散注意力,避免哭闹。

(三)健康教育

(1)陌生的环境,对疾病相关知识的缺乏及担心手术预后,患儿及家长易产生恐惧、焦虑,护理人员应热情、耐心介绍疾病的发生、发展过程及主要的治疗方法、手术目的及必要性,排除顾虑,给予心理支持,使其积极配合治疗。

(2)认真做好各项术前准备,向患儿及家长讲解备皮、禁食、皮试、术前用药的目的及注意事项,取得家长的理解和配合。

(3)术后康复过程中,指导家长加强饮食管理,防止再次发生肠套叠。

(四)出院指导

(1)饮食:合理喂养,添加辅食应由稀到稠,从少量到多量,从一种到多种,循序渐进。注意饮食卫生,预防腹泻,以免再次发生肠套叠。

(2)伤口护理:保持伤口清洁、干燥,勤换内衣,伤口未愈合前禁止沐浴,忌用手抓伤口。

(3)适当活动,避免上下举逗孩子。

(4)如患儿出现阵发性哭闹、呕吐、便血或腹痛、腹胀,伤口红肿等情况及时去医院就诊。

第二节 小儿腹泻

一、护理评估

(一)健康史

应详细询问喂养史,是母乳喂养还是人工喂养,喂何种乳品,冲调浓度、喂哺次数及量,添加辅食及断奶情况。并了解当地有无类似疾病的流行。并注意患儿有无不洁饮食史、肠道内外感染、食物过敏史、外出旅游和气候变化史等。询问患儿腹泻开始时间,腹泻次数,大便颜色、性质、量、气味。并是否伴随发热、呕吐、腹胀、腹痛及里急后重等症状。既往有无腹泻史、其他疾病史和长期服用广谱抗生素史等。

(二)身体状况

观察患儿生命体征,有无腹痛、里急后重、大便性状为松散或水样,密切观察患儿生命体征、体重、出入量、尿量、神志状态、营养状态,皮肤弹性、眼窝凹陷、口舌黏膜干燥、神经反射等脱水表现。并评估脱水的程度和性质,检查肛周皮肤有无发红、破损;了解大便常规、大便致病菌培养等实验室检查结果。

(三)心理-社会状况

腹泻是小儿的常见病、多发病,年龄越小,发病率越高,特别是在贫困和卫生条件较差的地区,家长缺乏喂养及卫生知识是导致小儿易患腹泻的重要原因。故应了解患儿家长的心理状况及对疾病的病因、护理知识的认识程度,注意评估患儿家庭的经济状况、聚居条件、卫生习惯、家长的文化程度及家长对病因、护理知识的了解程度,认识疾病流行趋势。

(四)实验室检查

了解大便常规及致病菌培养等化验结果。分析血常规、红细胞计数、血清电解质、尿素氮、二氧化碳结合力等可了解体内酸碱平衡紊乱性质和程度。

二、护理诊断

(一)体液不足

体液不足与腹泻、呕吐导致的液体丢失过多和摄入量不足有关。

（二）体温过高

体温过高与肠道感染有关。

（三）有皮肤黏膜完整性受损的危险

有皮肤黏膜完整性受损的危险与腹泻大便次数增多刺激臀部皮肤及尿布使用不当有关。

（四）知识缺乏（家长）

与喂养知识、卫生知识及腹泻患儿护理知识缺乏有关。

（五）营养失调

营养低于机体需要量，呕吐腹泻等消化功能障碍所致。

（六）排便异常腹泻

排便异常腹泻与喂养不当，肠道感染或功能紊乱。

（七）腹泻

腹泻与喂养不当、感染导致胃肠道功能紊乱有关。

（八）有交叉感染的可能

交叉感染与免疫力低下有关。

（九）潜在并发症

1.酸中毒

酸中毒与腹泻丢失碱性物质及热能摄入不足有关。

2.低血钾

低血钾与腹泻、呕吐丢失过多和摄入不足有关。

三、护理目标

（1）患儿腹泻、呕吐、排便次数逐渐减少至正常，大便次数性状颜色恢复正常。

（2）患儿脱水、电解质紊乱纠正，体重恢复正常，尿量正常，获得足够的液体和电解质。

（3）体温逐渐恢复正常。

（4）住院期间患儿能保持皮肤的完整性，不再有红臀发生。

（5）家长能说出婴儿腹泻的病因、预防措施和喂养知识，能协助医护人员护理患儿。

(6)患儿不发生酸中毒,低血钾等并发症。

(7)避免交叉感染的发生。

(8)保证患儿营养的补充将患儿体重保持不减或有增加。

四、护理措施

新入院的患儿首先要测量体重,便于了解患儿脱水情况和计液量。以后每周测一次,了解患儿恢复和体重增长情况。

(一)体液不足的护理

1.口服补液疗法的护理

口服补液疗法的护理适用于无脱水、轻中脱水或呕吐不严重的患儿,可采用口服方法,它能补充身体丢失的水分和盐,执行医嘱给口服补液盐时应在4～6小时之内少量多次喂,同时可以随意喂水,口服液盐一定用冷开水或温开水溶解。

(1)一般轻度脱水需50～80 mL/kg,中度脱水需80～100 mL/kg,于8～12小时内将累积损失量补足;脱水纠正后,将余量用等量水稀释按病情需要随时口服。对无脱水患儿,可在家进行口服补液的护理,可将ORS溶液加等量水稀释,每天50～100 mL/kg,少量频服,以预防脱水(新生儿慎用),有明显腹胀、休克、心功能不全或其他严重并发症者及新生儿不宜口服补液。在口服补液过程中,如呕吐频繁或腹泻、脱水加重,应改为静脉补液。服用ORS溶液期间,应适当增加水分,以防高钠血症。

(2)护理中的注意事项:①向家长说明和示范口服液的配制方法。②向家长示范喂服方法:2岁以下的患儿每1～2分钟喂1小勺约5 mL,大一点的患儿可用杯子直接喝,如有呕吐,停10分钟后再慢慢喂服(每2～3分钟喂一勺)。③对于在家进行口服补液的患儿,应指导家长病情观察方法。口服补液可直到腹泻停止,并继续喂养。如病情不见好转或加重,应及时到医院就诊。④密切观察病情,如患儿出现眼睑水肿应停止服用ORS液,改用白开水或母乳,水肿消退后再按无脱水的方案服用。4小时后应重新估计患儿脱水状况,然后选择上述适当的方案继续治疗护理。

2.禁食、静脉补液

禁食、静脉补液适用于中度以上脱水,呕吐、腹泻严重或腹胀的患儿。在静脉输液前协助医师取静脉血做钾、钠、氯、二氧化碳结合力等项目检查。

(1)第一天补液。①输液总量:按医嘱要求安排24小时的液体总量(包括累积损失量、继续损失量和生理需要量)。并本着"急需先补、先快后慢、见尿补钾"

的原则分批输入。若患儿烦躁不安,应检查原因,必要时可遵医嘱给予适量的镇静剂,如复方氯丙嗪、10%水合氯醛,以防患儿因烦躁不安而影响静脉输液。一般轻度脱水 90～120 mL/kg,中度脱水 120～150 mL/kg 重度脱水 150～180 mL/kg。②溶液种类:根据脱水性质而定,若临床判断脱水困难,可先按等渗脱水处理。对于治疗前 6 小时内无尿的患儿首先要在 30 分钟内给输入 2∶1 液,一定要记录输液后首次排尿时间,见尿后给含钾液体。③输液速度:主要取决于脱水程度和继续损失的量与速度,遵循先快后慢原则。明确每小时的输入量,一般茂菲氏滴管 14～15 滴为1 mL,严格执行补液计划,保证输液量的准确,掌握好输液速度和补液原则。注意防止输液速度过速或过缓。注意输液是否通畅,保护好输液肢体,随时观察针头有无滑脱,局部有无红肿渗液以及寒战发绀等全身输液反应。对重度脱水有明显周围循环障碍者应先快速扩容;累积损失量(扣除扩容液量)一般在前 8～12 小时内补完,每小时 8～10 mL/kg;后 12～16 小时补充生理需要量和异常的损失量,每小时约5 mL/kg;若吐泻缓解,可酌情减少补液量或改为口服补液。④对于少数营养不良、新生儿及伴心、肺疾病的患儿应根据病情计算,每批液量一般减少 20%,输液速度应在原有基础减慢 2～4 小时,把累积丢失的液量由 8 小时延长到 10～12 小时输完。如有条件最好用输液泵,以便更精确地控制输液速度。

(2)第 2 天及以后的补液:脱水和电解质紊乱已基本纠正,主要补充生理需要量和继续损失量,可改为口服补液,一般生理需要量为每天 60～80 mL/kg,用 1/5 张含钠液;继续损失量是丢多少补多少,用1/2～1/3张含钠液,将这两部分相加于 12～24 小时内均匀静脉滴注。

3.准确记录出入量

准确记录出入量是医师调整患儿输液质和量的重要依据。

(1)大便次数,量(估计)及性质、大便的气味、颜色、有无黏液、脓血等。留大便常规并做培养。

(2)呕吐次数、量、颜色、气味以及呕吐与其他症状的关系,体现了患儿病情发展情况。比如呕吐加重但无腹泻;补液后脱水纠正由于呕吐次数增多而效果不满意,这时要及时报告医师,以及早发现肠道外感染或急腹症。

4.严密观察病情,细心做好护理

(1)注意观察生命体征:包括体温、脉搏、血压、呼吸、精神状况。若出现烦躁不安、脉率加快、呼吸加快等,应警惕是否输液速度过快,是否发生心力衰竭和肺水肿等情况。

(2)观察脱水情况:注意患儿的神志、精神、皮肤弹性、有无口渴,皮肤、黏膜干燥程度,眼窝及前囟凹陷程度,机体温度及尿量等临床表现,估计患儿脱水程度,同时要动态观察经过补充液体后脱水症状是否得到改善。如补液合理,一般于补液后3~4小时应该排尿,此时说明血容量恢复,所以应注意观察和记录输液后首次排尿的时间、尿量。补液后24小时皮肤弹性恢复,眼窝凹陷消失,则表明脱水已被纠正。补液后眼睑出现水肿,可能是钠盐过多;补液后尿多而脱水未能纠正,则可能是葡萄糖液补入过多,宜调整溶液中电解质比例。

(3)密切观察代谢性酸中毒的表现:中、重度脱水患多有不同程度的酸中毒,当pH下降、二氧化碳结合力在25%容积以下时,酸中毒表现明显。当患儿出现呼吸深长、精神萎靡、嗜睡,严重者意识不清、口唇樱红、呼吸有丙酮味。应准备碱性液,及时使用碱性药物纠正,应补充碳酸氢钠或乳酸钠。注意碱性液体有无漏出血管外,以免引起局部组织坏死。

(4)密切观察低血钾表现:常发现于输液后脱水纠正时,当发现患儿尿量异常增多,精神萎靡、全身乏力、不哭或哭声低下、吃奶无力、肌张力低下、反应迟钝、恶心呕吐、腹胀及听诊肠鸣音减弱或消失,呼吸频不规整,心电图显示T波平坦或倒置、U波明显、S-T段下移(或心律失常,提示有低血钾存在,应及时补充钾盐)等临床表现,及时报告医师,做血生化检查。如是低血钾症,应遵医调整液体中钾的浓度。补充钾时应按照见尿补钾的原则,严格掌握补钾的速度,绝不可做静脉推入,以免发生高血钾引起心搏骤停。一般按每天3~4 mmol/kg(相当于氯化钾200~300 mg/kg)补给,缺钾明显者可增至4~6 mmol/kg,轻度脱水时可分次口服,中、重度脱水予静脉滴注。并观察记录好治疗效果。

(5)密切观察有无低钙、低镁、低磷血症:当脱水和酸中毒被纠正时,大多表现有钙、磷缺乏,少数可有镁缺乏。低血钙或低血镁时表现为手足搐搦、惊厥;重症低血磷时出现嗜睡、精神错乱或昏迷,肌肉、心肌收缩无力。(营养不良或佝偻病活动期患儿更甚),这时要及时报告医师。静脉缓慢注射10%葡萄糖酸钙或深部肌内注射25%硫酸镁。

(6)低钠血症:多见于静脉输液停止后的患儿,这是因为患儿进食后水样便次数再次增多。主要表现为患儿前囟及眼窝凹陷、肢端凉、精神弱、尿少等。要及时报告医师,继续补充丢失液体。

(7)高钠血症:出现在按医嘱禁食补液或口服补液后,患儿出现烦躁不安、口渴、尿少、皮肤弹性差,甚至惊厥。这时应报告医师,必要时取血查生化,待结果回报后根据具体情况调整液体的质和量。

(8)泌尿系统感染:患儿腹泻渐好,但仍发热,阵阵哭闹不安,此时要报告医师,根据医嘱留尿常规,并寻找感染病灶。并发尿路感染的患儿多见于女婴,在护理和换尿布时一定要注意女婴儿会阴部的清洁,防止上行性尿路感染。

5.计算液体出入量

24小时液体入量包括口服液体和胃肠道外补液量。液体出量包括尿、大便和不显性失水。呼吸增快时,不显性失水增加4～5倍,体温每升高1 ℃,不显性失水每小时增加0.5 mL/kg;环境湿度大小可分别减少或增加不显性失水;体力活动增多时,不显性失水增加30%。补液过程中,计算并记录24小时液体出入量,是液体疗法护理工作的重要内容。婴幼儿大小便不易收集,可用“秤尿布法”计算液体排出量。

(二)腹泻的护理

控制腹泻,防止继续失水。

1.调整饮食

根据世界卫生组织的要求对于轻中度脱水的患儿不必禁食,腹泻期间和恢复期适宜的营养对促进恢复、减少体重下降和生长停滞的程度、缩短腹泻后康复时间、预防营养不良非常重要。故腹泻脱水患儿除严重呕吐者暂禁食4～6小时(不禁水)外,均应继续喂养进食是必要的治疗与护理措施。但因同时存在着消化功能紊乱,故应根据患儿病情适当调整饮食,达到减轻胃肠道负担、恢复消化功能之目的。继续哺母乳喂养;人工喂养出生6个月以内的小儿,牛奶(或羊奶)应加米汤或水稀释,或用发酵奶(酸奶),也可用奶-谷类混合物,每天6次,以保证足够的热量。腹泻次数减少后,出生6个月以上的婴儿可用平常已经习惯的饮食,选用稀粥、面条、并加些熟的植物油、蔬菜、肉末等,但需由少到多,随着病情稳定和好转,并逐渐过渡到正常饮食。幼儿应给一些新鲜、味美、碎烂、营养丰富的食物。病毒性肠炎多有双糖酶缺乏,应限制糖量,并暂停乳类喂养,改为豆制代用品或发酵奶,对牛奶和大豆过敏者应该用其他饮食,以减轻腹泻,缩短病程。腹泻停止后,继续给予营养丰富的饮食,并每天加餐1次,共2周,以赶上正常生长。双糖酶缺乏者,不宜用蔗糖,并暂停乳类。对少数严重病例口服营养物质不能耐受者,应加强支持疗法,必要时全静脉营养。

2.控制感染

感染是引起腹泻的重要原因,细菌性肠炎需用抗生素治疗。病毒性肠炎用饮食疗法和支持疗法常可痊愈。严格消毒隔离,防止感染传播,按肠道传染病隔离,护理患儿前后要认真洗手,防止感染,遵医嘱给予抗生素治疗。

3.观察排便情况

注意大便的变化,观察记录大便次数、颜色、性状、气味、量、及时送检,并注意采集黏液脓血部分,做好动态比较,根据大便常规检验结果,调整治疗和输液方案,为输液方案和治疗提供可靠依据。

(三)发热的护理

(1)保持室内安静、空气新鲜、通风良好,保持室温在 18～22 ℃,相对湿度 55%～65%,衣被适度,以免影响机体散热。

(2)让患儿卧床休息限制活动量,利于机体康复和减少并发症的发生。多饮温开水或选择喜欢的饮料,以加快毒素排泄带走热量和降低体温。

(3)密切观察患儿体温变化每 4 小时测体温 1 次,体温骤升或骤降时要随时测量并记录降温效果。体温超过 38.5 ℃时给予物理降温:温水擦浴;用 30%～50%的乙醇擦浴;冰枕、冷毛巾敷患儿前额,或冷敷腹股沟、腋下等大血管处;冷盐水灌肠。物理降温后 30 分钟测体温,并记录于体温单上。

(4)按医嘱给予抗感染药及解热药,并观察记录用药效果,药物降温后,密切观察,防止虚脱。

(5)患儿的衣服,出汗后及时擦干汗液,更换衣服,并注意保暖,在严重情况下给予吸氧,以免惊厥抽搐发生。

(6)加强口腔护理,鼓励多漱口,口唇干燥时可涂护唇油。

(四)维持皮肤完整

由于腹泻频繁,大便呈酸性或碱性,含有大量肠液及消化酶,臀部皮肤常处于被大便腐蚀的状态,容易发生肛门周围皮肤糜烂,严重者引起溃疡及感染,要注意每次换尿布大便后须用温水清洗臀部及肛周并吸干,局部皮肤发红处涂以5%鞣酸软膏或 40%氧化锌油并按摩片刻,促进血液循环。应选用消毒软棉尿布并及时更换。避免使用不透气塑料布或橡皮布,防止尿布皮炎发生。局部有糜烂者可在便后用温水洗净后用灯泡照烤,待烤干局部渗液后,再涂紫草油或1%龙胆紫效果更好。

(五)做好床边隔离

护理患儿前后均要认真洗手防止交叉感染。

(六)减轻患儿的恐惧

医护人员的检查、治疗应相对集中进行以减少患儿的哭闹,可根据患儿年龄给予不同玩具,减少其恐惧心理,若患儿哭闹不安影响静脉输液的顺利进行,必要时可根据医嘱适当应用镇静药物。

（七）对症治疗

腹胀明显者用肛管排气或肌内注射新斯的明。呕吐严重者针刺足三里、内关或肌内注射氯丙嗪等。

（八）注意口腔清洁

禁食患儿每天做口腔护理两次。由于长时间应用抗生素可发生鹅口疮。如口腔黏膜有乳白色分泌物附着即为鹅口疮，可涂制霉菌素；若发生溃疡性口炎时可用3%双氧水洗净口腔后，涂复方龙胆紫、金霉素鱼肝油。

（九）恢复期患儿护理

(1)新入院患儿分室居住，预防交叉感染。

(2)患儿消化功能恢复时，逐渐增加奶的质和量，细心添加辅食，避免小儿腹泻再次复发。

（十）健康教育

(1)宣传母乳喂养的优点，鼓励母乳喂养，尤其是出生后最初数月及出生后每个夏天更为重要，避免在夏季断奶。按时逐步加辅食，防止过食、偏食及饮食结构突然变动。如乳制品的调剂方法，辅食加方法，断奶时间选择方法，人工喂养儿根据具体情况。选用合适的代乳品。

(2)指导患儿家长配置和使用ORS溶液。

(3)注意饮食卫生，培养良好的卫生习惯；注意食物新鲜、清洁和奶具、食具应定时煮沸消毒，避免肠道内感染。教育儿童养成饭前便后洗手，勤剪指甲的良好习惯。

(4)及时治疗营养不良、维生素D缺乏性佝偻病等，加强体格锻炼，适当进行户外活动。防止受凉或过热，营养不良，预防感冒，肺炎及中耳炎等并发症的发生，避免长期滥用广谱抗生素。

(5)气候变化时及时增减衣物，防止受凉或过热，冬天注意保暖，夏天多喝水。尤其应做好腹部的保暖。集体机构中如有腹泻的流行，应积极治疗患儿，做好消毒隔离工作，防止交叉感染。

第三节 小儿脑性瘫痪

脑性瘫痪简称脑瘫，是指发育早期阶段(出生前到生后 1 个月期间)因各种原因引起的永久性非进行性脑损伤所致的以中枢性运动障碍及姿势异常等表现为主的疾病，常伴智能低下，癫痫发作，语言、视、听障碍，口面功能和情绪、行为异常等症状。其发病率国外报道为 1.5‰～5‰，我国为 1.5‰～1.8‰。

一、护理评估

(一)病史

(1)出生前孕母有无先兆流产，低血糖，妊娠败血症，外伤，感染或脐带、胎盘发育异常，胎儿有无宫内窘迫、先天畸形、早产、极低出生体重和过期产等。

(2)出生时有无如产伤、窒息、急产、难产等。

(3)生后有无颅内出血、严重感染、贫血、出血、缺氧、低血糖、惊厥和高胆红素血症等。

(二)临床表现

评估新生儿有无易惊、过分安静、进食困难等脑损伤表现，抬头、翻身、坐等运动发育是否落后，姿势、肌张力和反射有无异常。

1.基本表现

脑瘫以出生后非进行性运动发育异常为特征，一般有以下 4 种表现。

(1)运动发育落后和瘫痪肢体主动运动减少：患儿不能完成相同年龄正常小儿应有的运动发育进程，包括竖颈、坐、站立、独走等粗大运动以及手指的精细运动。如 3 个月取俯卧位不能抬头、竖稳或偏斜；由俯卧位胸腹部被托起时，不能抬头(正常 3 个月)、挺胸(正常 4～6 个月)、伸展下肢(正常 8 个月)。

(2)肌张力异常：痉挛型表现为肌张力异常增高，肌张力低下型表现为瘫痪肢体松软，手足徐动型表现为变异性肌张力不全。

(3)姿势异常：可出现多种肢体异常姿势，并因此影响其正常运动功能的发挥。如生后 6 周置俯卧位时两腿仍屈曲，臀抬高；生后4 个月被拉起时头后垂，手常握拳，平卧双腿不易被分开；6 个月扶站时腿不能持重或挺直、交叉，双足下垂，足尖着地。

(4)反射异常:多种原始反射消失延迟,如4个月后握持反射、6个月后颈紧张性反射仍阳性等均属异常。痉挛性脑瘫患儿腱反射活跃,可引出踝阵挛和巴宾斯基征阳性。

2.不同临床类型的表现

(1)痉挛型:占全部病例的60%~70%。主要因锥体束受累,表现为上肢屈肌张力增高,肘、腕关节屈曲,手指屈曲呈紧握拳状,拇指内收,紧握于掌心中。下肢大腿内收肌张力增高,髋关节内旋,大腿外转困难,踝关节跖屈。站立时足尖着地,行走时呈踮足、剪刀腿样步态。根据受累部位不同,可分为双侧瘫、四肢瘫、偏瘫、截瘫、单瘫。

(2)手足徐动型:约占脑瘫的20%,主要病变在锥体外系统,表现为难以用意志控制的不自主运动。当进行有意识运动时,不自主、不协调及无效的运动增多,紧张时加重,安静时减少,入睡后消失。由于颜面肌、舌肌、吞咽肌受累,常伴有喂养困难,经常做张嘴伸舌状,且语言障碍明显。

(3)强直型:与锥体外系受损有关。全身肌张力显著增高,身体异常僵硬,运动减少。常伴有严重智力低下。

(4)共济失调型:表现为小脑性共济失调,步态不稳,走路时两足间距加宽,四肢动作不协调,上肢常有意向性震颤,肌张力低下。

(5)震颤型:多为锥体外系相关的静止性震颤。

(6)肌张力低下型:可能因锥体系和锥体外系同时受累,表现为肌张力低下,四肢呈软瘫状,自主运动很少,但可引出腱反射。仰卧位时四肢呈外展外旋位,状似仰翻的青蛙。俯卧位时,头不能抬起。

(7)混合型:以上几种类型同时存在一个患儿身上,称混合型。其中痉挛型与手足徐动型常同时存在。

3.伴随症状和疾病

作为脑损伤引起的共同表现,一半以上脑瘫患儿合并智力低下、癫痫、听力和语言发育障碍,其他如视力障碍、过度激动、小头畸形等。

(三)社会和心理评估

评估家长对本病的了解程度,康复训练及护理知识的掌握程度,有无焦虑或恐惧。

(四)辅助检查

1.脑电图检查

脑瘫患儿约80%脑电图异常,偏瘫型的脑电图异常率更高(脑电图异常不一定都有癫痫发作)。

2.脑干听觉诱发电位测定

手足徐动型脑瘫儿异常率高。有些患儿主要高音频丧失而保留部分中音频反应。

3.影像学检查

头颅 CT、ECT、MRI 等检查发现脑组织的结构异常。

4.实验室检查

甲状腺功能、免疫功能、弓形虫、巨细胞病毒、风疹病毒、疱疹病毒等，尿氨基酸筛查试验及血(或头发)微量元素检查。

二、护理问题

(一)躯体移动障碍

躯体移动障碍与脑损伤有关。

(二)营养失调

低于机体营养的需要量与脑瘫累及舌肌、咽肌等致喂养困难有关。

(三)知识缺乏

家长缺乏专业的康复知识。

(四)自卑

自卑与不能像同龄人一样生活、上学有关。

(五)焦虑

家长的焦虑与患儿疾病恢复慢，需要持续康复，且预后不佳有关。

(六)其他问题

本病可能发生感染。

三、护理措施

(一)日常生活护理

日常生活活动是人们维持生活的最根本活动，如进食、更衣、洗漱、如厕等。脑瘫患儿往往存在多方面的能力缺陷，需对其进行日常生活护理及训练。更衣时应注意患儿的体位，通常坐着脱衣较为方便。为患儿选择穿脱方便的衣服，更衣时一般病重侧肢体先穿、后脱。要注意培养患儿独立更衣的能力，根据患儿年龄进行卫生梳洗训练，养成定时大小便的习惯。随年龄的增长，教会患儿排便前能向大人预示，学会使用手纸、穿脱裤子的动作等。

(二)饮食护理

需供给患儿高热量、高蛋白及富含维生素、易消化的食物。对独立进食困难患儿进行饮食训练。在喂食时,切勿在患儿牙齿紧咬的情况下将汤匙强行抽出,以防损伤牙齿。喂食时应保持患儿头部处于中线位,患儿头后仰进食可致异物吸入。要让患儿学习进食动作,尽早脱离他人喂食的境地。如患儿进食的热量无法保证,可进行鼻饲。

(三)保持气道通畅

仰卧位,头肩下垫一小枕;如果是侧卧位,则应有人在旁,以免因肌张力低下支撑不住而成俯卧位,堵住口鼻造成窒息。

(四)功能训练

对瘫痪的肢体应保持功能位,并进行被动或主动运动,促进肌肉、关节活动和改善肌张力,纠正异常姿势,减轻伤残程度。还可配合推拿、按摩、针灸、理疗等,循序渐进。严重肢体畸形者5岁后可考虑手术矫形,术后仍应康复训练。对伴有语言障碍者,应按正常儿童语言发育的规律进行训练,尤其0～6岁是学习语言的关键期,平时要给患儿丰富的语言刺激,鼓励患儿发声,矫正发音异常,并持之以恒地进行语言训练。对伴有癫痫、智力障碍及视听障碍的患儿,进行相应的治疗和康复训练,以增强患儿对社会生活的适应能力。

(五)心理护理

脑瘫的康复训练是个长期、复杂的过程,患儿父母必须树立信心,在医师指导下,学习功能训练手法,坚持长期治疗,切勿中断。每天训练项目可分成多次进行,将训练项目贯穿在游戏和娱乐中。要培养患儿良好的心理素质,增强患儿克服困难的信心,克服自卑心理,增加社会交往能力。

(六)其他措施

(1)耐心介绍环境,给予关心、爱护,以减轻患儿或家长的不安与焦虑。

(2)脑瘫患儿大脑病损是静止的,所造成的神经功能缺陷并非永远固定不变。如未能在早期进行恰当治疗,异常姿势和运动模式就会被固定下来。同时,运动障碍还会造成肌腱挛缩,骨、关节畸形。相关缺陷未能及时治疗也加重了智力障碍。但婴幼儿脑组织可塑性大,代谢能力强,若康复治疗措施恰当,可获最佳效果。

(3)早期开始治疗是脑瘫康复成功的先决条件,还要坚持长期康复训练,切勿中断。除严重病例外，大部分脑瘫患儿经合理治疗，症状可有不同程度改善，部分患儿可接近正常或恢复正常。

(4)指导、督促家长掌握保护性看护和日常生活护理的有关知识，如抱姿、喂养方法、穿脱衣、洗漱等，指导家长做好肢体功能训练。

第四节 小儿惊厥

惊厥的病理生理基础是脑神经元的异常放电和过度兴奋，是由多种原因所致的大脑神经元暂时性功能紊乱的一种表现。发作时全身或局部肌群突然发生阵挛或强直性收缩，多伴有不同程度的意识障碍。惊厥是小儿最常见的急症，有5%～6%的小儿曾发生过高热惊厥。

一、病因

小儿惊厥可由众多因素引起，凡能造成脑神经元兴奋性功能紊乱的因素，如脑缺氧、缺血、低血糖、脑炎症、水肿、中毒变性、坏死等，均可导致惊厥的发生。将其病因归纳为以下几类。

(一)感染性疾病

1.颅内感染性疾病

(1)细菌性脑膜炎、脑血管炎、颅内静脉窦炎。

(2)病毒性脑炎、脑膜脑炎。

(3)脑寄生虫病，如脑型肺吸虫病、脑型血吸虫病、脑囊虫病、脑棘球蚴病、脑型疟疾等。

(4)各种真菌性脑膜炎。

2.颅外感染性疾病

(1)呼吸系统感染性疾病。

(2)消化系统感染性疾病。

(3)泌尿系统感染性疾病。

(4)全身性感染性疾病以及某些传染病。

(5)感染性病毒性脑病，脑病合并内脏脂肪变性综合征。

(二)非感染性疾病

1.颅内非感染性疾病

(1)癫痫。

(2)颅内创伤,出血。

(3)颅内占位性病变。

(4)中枢神经系统畸形。

(5)脑血管病。

(6)神经皮肤综合征。

(7)中枢神经系统脱髓鞘病和变性疾病。

2.颅外非感染性疾病

(1)中毒:如有毒动植物,氰化钠、铅、汞中毒,急性酒精中毒及各种药物中毒等。

(2)缺氧:如新生儿窒息,溺水,麻醉意外,一氧化碳中毒,心源性脑缺血综合征等。

(3)先天性代谢异常疾病:如苯酮尿症、黏多糖病、半乳糖血症、肝豆状核变性、尼曼-匹克病等。

(4)水电解质紊乱及酸碱失衡:如低血钙、低血钠、高血钠及严重代谢性酸中毒等。

(5)全身及其他系统疾病并发症:如系统性红斑狼疮、风湿病、肾性高血压脑病、尿毒症、肝昏迷、糖尿病、低血糖、胆红素脑病等。

(6)维生素缺乏症:如维生素 B_6 缺乏症、维生素 B_6 依赖症、维生素 B_1 缺乏性脑型脚气病等。

二、临床表现

(一)惊厥发作形式

1.强直-阵挛发作

强直-阵挛发作时患者会表现为突然意识丧失、摔倒、全身强直、呼吸暂停、角弓反张、牙关紧闭或面色青紫,持续 10～20 秒,转入阵挛期;不同肌群交替收缩,致肢体及躯干有节律地抽动,口吐白沫(若咬破舌头可吐血沫)。呼吸恢复,但不规则,数分钟后肌肉松弛而缓解,可有尿失禁,然后入睡,醒后可有头痛、疲乏,对发作不能回忆。

2.肌阵挛发作

肌阵挛发作是由肢体或躯干的某些肌群突然收缩(或称电击样抽动),表现为头、颈、躯干或某个肢体快速抽搐。

3.强直发作

强直发作表现为肌肉突然强直性收缩,肢体可固定在某种不自然的位置持续数秒钟,躯干四肢姿势可不对称,面部强直表情,眼及头偏向一侧,睁眼或闭眼,瞳孔散大,可伴呼吸暂停,意识丧失,发作后意识较快恢复,不出现发作后嗜睡。

4.阵挛性发作

阵挛性发作时全身性肌肉抽动,左右可不对称,肌张力可增高或降低,有短暂意识丧失。

5.部分运动性发作

部分运动性发作时患者无意识丧失,常表现为下列形式。

(1)某个肢体或面部抽搐:由于口、眼、手指在脑皮层运动区所代表的面积最大,因而这些部位最易受累。

(2)杰克逊癫痫发作:发作时大脑皮层运动区异常放电灶逐渐扩展到相邻的皮层区。抽搐也按皮层运动区对躯干支配的顺序扩展,如从面部抽搐开始→手→前臂→上肢→躯干→下肢。若进一步发展,可成为全身性抽搐,此时可有意识丧失。常提示颅内有器质性病变。

(3)旋转性发作:发作时头和眼转向一侧,躯干也随之强直性旋转,或一侧上肢上举,另一侧上肢伸直,躯干扭转等。

6.新生儿轻微惊厥

新生儿轻微惊厥是新生儿期常见的一种惊厥形式,发作时呼吸暂停,两眼斜视,眼睑抽搐,频频的眨眼动作,伴流涎、吸吮或咀嚼样动作,有时还出现上下肢类似游泳或蹬自行车样的动作。

(二)惊厥的伴随症状及体征

1.发热

发热为小儿惊厥最常见的伴随症状,如系单纯性或复杂性高热惊厥患儿,于惊厥发作前均有38.5 ℃,甚至 40 ℃以上高热。由上呼吸道感染引起者,还可有咳嗽、流涕、咽痛、咽部出血、扁桃体肿大等表现。如为其他器官或系统感染所致惊厥,绝大多数均有发热及其相关的症状和体征。

2.头痛及呕吐

头痛及呕吐为小儿惊厥常见的伴随症状之一，年长儿能正确叙述头痛的部位、性质和程度，婴儿常表现为烦躁、哭闹、摇头、抓耳或拍打头部。多伴有频繁喷射状呕吐，常见于颅内疾病及全身性疾病，如各种脑膜炎、脑炎、中毒性脑病、瑞氏综合征，颅内占位性病变等。同时还可出现程度不等的意识障碍，颈项抵抗，前囟饱满，颅神经麻痹，肌张力增高或减弱，克尼格氏征、布鲁津斯基征及巴宾斯基征阳性等体征。

3.腹泻

如遇重度腹泻病，可致水电解质紊乱及酸碱失衡，出现严重低钠或高钠血症，低钙、低镁血症，以及由于补液不当，造成水中毒也可出现惊厥。

4.黄疸

新生儿溶血症，当出现胆红素脑病时，不仅皮肤巩膜高度黄染，还可有频繁性惊厥；重症肝炎患儿，当肝功能衰竭，出现惊厥前即可见到明显黄疸；在瑞氏综合征、肝豆状核变性等病程中，均可出现不等的黄疸，此类疾病初期或中末期均能出现惊厥。

5.水肿、少尿

各类肾炎或肾病为儿童时期常见多发病。水肿、少尿为该类疾病的首起表现，当其中部分患儿出现急、慢性肾衰竭，或肾性高血压脑病时，均可有惊厥。

6.智力低下

智力低下常见于新生儿窒息所致缺氧、缺血性脑病，颅内出血患儿，病初即有频繁惊厥，其后有不同程度的智力低下。智力低下亦见于先天性代谢异常疾病，如苯丙酮尿症、糖尿症等氨基酸代谢异常病。

三、诊断依据

(一)病史

了解惊厥的发作形式，持续时间，有无意识丧失，伴随症状，诱发因素及有关的家族史。

(二)体检

全面的体格检查，尤其神经系统的检查，如神志、头颅、头围、囟门、颅缝、脑神经、瞳孔、眼底、颈抵抗、病理反射、肌力、肌张力、四肢活动等。

（三）实验室及其他检查

1.血尿粪常规

血白细胞计数显著增高，通常提示细菌感染。红细胞血色素很低，网织红细胞增高，提示急性溶血。尿蛋白及细胞数增高，提示肾炎或肾盂肾炎。粪镜检，排除痢疾。

2.血生化等检验

除常规查肝肾功能、电解质外，应根据病情选择有关检验。

3.脑脊液检查

凡疑有颅内病变惊厥患儿，尤其是颅内感染时，均应做脑脊液常规、生化、培养或有关的特殊化验。

4.脑电图

阳性率可达80%～90%。小儿惊厥，尤其无热惊厥，其中不少系小儿癫痫。脑电图上可表现为阵发性棘波、尖波、棘慢波、多棘慢波等多种波型。

5.CT检查

疑有颅内器质性病变惊厥患儿，应做脑CT扫描，高密度影见于钙化、出血、血肿及某些肿瘤；低密度影常见于水肿，脑软化，脑脓肿，脱髓鞘病变及某些肿瘤。

6.MRI检查

MRI对脑、脊髓结构异常反映较CT更敏捷，能更准确反映脑内病灶。

7.单光子反射计算机体层成像SPECT

该检查可显示脑内不同断面的核素分布图像，对癫痫病灶、肿瘤定位及脑血管疾病提供诊断依据。

四、治疗

（一）止惊治疗

1.地西泮

每次0.25～0.5 mg/kg，最大剂量不大于10 mg，缓慢静脉注射，1分钟不大于1 mg。必要时可在15～30分钟后重复静脉注射一次。以后可口服维持。

2.苯巴比妥钠

新生儿首次剂量15～20 mg静脉注射。维持量3～5 mg/(kg·d)。婴儿、儿童首次剂量为5～10 mg/kg，静脉注射或肌内注射，维持量5～8 mg/(kg·d)。

3.水合氯醛

每次 50 mg/kg,加水稀释成 5%~10%溶液,保留灌肠。惊厥停止后改用其他镇静剂止惊药维持。

4.氯丙嗪

剂量为每次 1~2 mg/kg,静脉注射或肌内注射,2~3 小时后可重复一次。

5.苯妥英钠

每次 5~10 mg/kg,肌内注射或静脉注射。遇有"癫痫持续状态"时可给予 15~20 mg/kg,速度不超过 1 mg/(kg·min)。

6.硫苯妥钠

催眠,大剂量有麻醉作用。每次 10~20 mg/kg,稀释成 2.5%溶液肌内注射。也可缓慢静脉注射,边注射边观察,惊止即停止注射。

(二)降温处理

1.物理降温

可用 30%~50%乙醇擦浴。头部、颈、腋下、腹股沟等处可放置冰袋。亦可用冷盐水灌肠。或用低于体温 3 ℃的温水擦浴。

2.药物降温

一般用安乃近 5~10 mg/(kg·次),肌内注射。亦可用其滴鼻,>3 岁患儿,每次 2~4 滴。

(三)降低颅内压

惊厥持续发作时,引起脑缺氧、缺血,易致脑水肿;若惊厥系颅内感染炎症引起,疾病本身就有脑组织充血水肿,颅内压增高,因而应及时应用脱水降颅内压治疗。常用 20%甘露醇溶液 5~10 mL/(kg·次),静脉注射或快速静脉滴注(10 mL/min),6~8 小时重复使用。

(四)纠正酸中毒

惊厥频繁,或持续发作过久,可致代谢性酸中毒,如血气分析发现血 pH <7.2,碱剩余在为 15 mmol/L 时,可用 5%碳酸氢钠 3~5 mL/kg,稀释成 1.4%的等张液静脉滴注。

(五)病因治疗

对惊厥患儿应通过病史了解,全面体检及必要的化验检查,争取尽快地明确病因,给予相应治疗。对可能反复发作的病例,还应制订预防复发的防治措施。

五、护理

(一)护理诊断

(1)有窒息的危险。

(2)有受伤的危险。

(3)潜在并发症:脑水肿。

(4)潜在并发症:酸中毒。

(5)潜在并发症:呼吸、循环衰竭。

(6)知识缺乏。

(二)护理目标

(1)不发生误吸或窒息,适当加以保护防止受伤。

(2)保护呼吸功能,预防并发症。

(3)患儿家长情绪稳定,能掌握止痉、降温等应急措施。

(三)护理措施

1.一般护理

(1)将患儿平放于床上,取头侧位。保持安静,治疗操作应尽量集中进行,动作轻柔敏捷,禁止一切不必要的刺激。

(2)保持呼吸道通畅:头侧向一边,及时清除呼吸道分泌物。有发绀者供给氧气,窒息时施行人工呼吸。

(3)控制高热:物理降温可用温水或冷水毛巾湿敷额头部,每 5～10 分钟更换 1 次,必要时用冰袋放在额部或枕部。

(4)注意安全,预防损伤,清理好周围物品,防止坠床和碰伤。

(5)协助做好各项检查,及时明确病因。根据病情需要,于惊厥停止后,配合医师做血糖、血钙或腰椎穿刺、血气分析及血电解质等针对性检查。

(6)加强皮肤护理:保持皮肤清洁干燥,衣、被、床单清洁、干燥、平整,以防皮肤感染及褥疮的发生。

(7)心理护理:关心体贴患儿,处置操作熟练、准确,以取得患儿信任,消除其恐惧心理。说服患儿及家长主动配合各项检查及治疗,使诊疗工作顺利进行。

2.临床观察内容

(1)惊厥发作时,观察惊厥患儿抽搐的时间和部位,有无其他伴随症状。

(2)观察病情变化,尤其随时观察呼吸、面色、脉搏、血压、心音、心率、瞳孔大小、对光反射等重要的生命体征，发现异常及时通报医师，以便采取紧急抢救措施。

(3)观察体温变化，如有高热，及时做好物理降温及药物降温.如体温正常，应注意保暖。

3.药物观察内容

(1)观察止惊药物的疗效。

(2)使用地西泮、苯巴比妥钠等止惊药物时，注意观察患儿呼吸及血压的变化。

4.预见性观察

若惊厥持续时间长、频繁发作，应警惕有无脑水肿，颅内压增高的表现，如收缩压升高、脉率减慢，呼吸节律慢而不规则，则提示颅内压增高。如未及时处理.可进一步发生脑疝，表现为瞳孔不等大、对光反射消失、昏迷加重、呼吸节律不整甚至骤停。

六、康复与健康指导

(1)做好患儿的病情观察准备好急救物品，教会家属正确的退热方法，提高家长的急救知识和技能。

(2)加强患儿营养与体育锻炼，做好基础护理等。

(3)向家长详细交代患儿的病情、惊厥的病因和诱因，指导家长掌握预防惊厥的措施。

第五节　小儿水痘

水痘是由水痘-带状疱疹病毒引起的急性出疹性传染病，临床以皮肤黏膜相继出现和同时存在斑疹、丘疹、疱疹及结痂为特征。

一、临床表现

(一)潜伏期

一般为2周左右。

(二)前驱期

一般为1～2天。婴幼儿多无明显前驱症状，年长儿可有低热、头痛、不适、食欲缺乏等。

(三)出疹期

皮疹先出现于躯干和头部,后波及面部和四肢。其特点有以下几点。

(1)皮疹分批出现,可见斑疹、丘疹、疱疹及结痂同时存在,为水痘皮疹的重要特征。开始为红色斑疹,数小时变为丘疹,再数小时发展成椭圆形水疱疹,疱液先清亮后浑浊,周围有红晕。疱疹易破溃,1～2 天后开始干枯、结痂,脱痂后一般不留瘢痕,常伴瘙痒使患儿烦躁不安。

(2)皮疹呈向心性分布,主要位于躯干,其次头面部,四肢较少,为水痘皮疹的另一特征。

(3)黏膜疱疹可出现在口腔、咽、结膜、生殖器等处,易破溃形成溃疡。

(四)并发症

以皮肤继发细菌感染常见,少数为血小板减少症、肺炎、脑炎、心肌炎等。

水痘多为自限性疾病,10 天左右自愈。除上述典型水痘外,可有疱疹内出血的出血型重症水痘,多发生于免疫功能低下者,常因并发血小板减少或弥散性血管内凝血而危及生命,病死率高;此外,孕母患水痘可感染胎儿,导致先天性水痘。

二、辅助检查

(一)血常规

白细胞总数正常或稍低,继发细菌感染时可增高。

(二)疱疹刮片

可发现多核巨细胞和核内包涵体。

(三)血清学检查

补体结合抗体高滴度或双份血清抗体滴度 4 倍以上升高可明确病原。

三、治疗原则

(一)抗病毒治疗

首选阿昔洛韦,但在水痘发病后 24 小时内应用效果更佳。此外,也可用更昔洛韦及干扰素。

(二)对症治疗

高热时用退热剂,皮疹瘙痒时可局部用炉甘石洗剂清洗或口服抗组胺药,疱疹溃破后可涂 1%甲紫或抗生素软膏,有并发症时进行相应的对症治疗。水痘患儿忌用肾上腺皮质激素。

四、护理诊断及合作性问题

(一)体温过高

体温过高与病毒血症及继发细菌感染有关。

(二)皮肤完整性受损

皮肤完整性受损与水痘病毒引起的皮疹及继发细菌感染有关。

(三)潜在并发症

皮肤继发细菌感染、脑炎、肺炎等。

(四)有传播感染的危险

危险与患儿排出有传染性的病毒有关。

五、护理措施

(一)维持正常体温

(1)卧床休息至热退,症状减轻;出汗后及时更换衣服,保持干燥。

(2)监测体温,观察热型;高热时可用物理降温或退热剂,但忌用酒精擦浴、口服阿司匹林(以免增加瑞氏综合征的危险);鼓励患儿多饮水。

(二)促进皮肤完整性恢复

(1)室温适宜,衣被不宜过厚,以免增加痒感。

(2)勤换内衣,保持皮肤清洁,防止继发感染。

(3)剪短指甲,婴幼儿可戴并指手套,以免抓伤皮肤。

(4)皮肤瘙痒时,可温水洗浴,口服抗组胺药物;疱疹无溃破者,涂炉甘石洗剂或5%碳酸氢钠溶液;疱疹溃破者涂1%甲紫或抗生素软膏防止继发感染,必要时给予抗生素。

(三)病情观察

注意观察疱疹溃破处皮肤,患儿精神、体温、食欲,有无咳嗽、气促、头痛、呕吐等,及早发现并发症,予以相应的治疗及护理。

(四)预防感染的传播

1.控制传染源

患儿应隔离至疱疹全部结痂或出疹后7天,密切接触的易感儿隔离观察3周。

2.切断传播途径

保持室内空气新鲜，托幼机构应做好晨间检查和空气消毒。

3.保护易感人群

避免易感者接触，对体弱、免疫功能低下及应用大剂量激素者尤应加强保护，应在接触水痘后72小时内肌内注射水痘-带状疱疹免疫球蛋白，可起到预防或减轻症状的作用。

(五)健康教育

向家长宣传控制传染源的知识，说明患儿隔离的时间；指导切断传播途径的方法，如通风换气、定期消毒、用物暴晒；指导家长对患儿进行皮肤护理，防止继发感染；加强预防知识教育，流行期间避免易感儿去公共场所。

参考文献

[1] 肖芳，程汝梅，黄海霞，等.护理学理论与护理技能[M].哈尔滨：黑龙江科学技术出版社，2022.

[2] 王玉春，王焕云，吴江，等.临床专科护理与护理管理[M].哈尔滨：黑龙江科学技术出版社，2022.

[3] 王美芝，孙永叶，隋青梅.内科护理[M].济南：山东人民出版社，2021.

[4] 赵衍玲，梁敏，刘艳娜，等.临床护理常规与护理管理[M].哈尔滨：黑龙江科学技术出版社，2022.

[5] 吴雯婷.实用临床护理技术与护理管理[M].北京：中国纺织出版社，2021.

[6] 马英莲，荆云霞，郭蕾，等.临床基础护理与护理管理[M].哈尔滨：黑龙江科学技术出版社，2022.

[7] 刘爱杰，张芙蓉，景莉，等.实用常见疾病护理[M].青岛：中国海洋大学出版社，2021.

[8] 孙立军，孙海欧，赵平平，等.现代常见病护理实践[M].哈尔滨：黑龙江科学技术出版社，2021.

[9] 于翠翠.实用护理学基础与各科护理实践[M].北京：中国纺织出版社，2022.

[10] 张俊英.精编临床常见疾病护理[M].青岛：中国海洋大学出版社，2021.

[11] 张红芹，石礼梅，解辉，等.临床护理技能与护理研究[M].哈尔滨：黑龙江科学技术出版社，2022.

[12] 田永明，朱红，吴琳娜.临床常见管道护理指南[M].成都：四川科学技术出版社，2021.

[13] 苏文婷，赵衍玲，马爱萍，等.临床护理常规与常见病护理[M].哈尔滨：黑龙

江科学技术出版社,2022.
[14] 高淑平.专科护理技术操作规范[M].北京:中国纺织出版社,2021.
[15] 申璇,邱颖,周丽梅,等.临床护理常规与常见病护理[M].哈尔滨:黑龙江科学技术出版社,2022.
[16] 张翠华,张婷,王静.现代常见疾病护理精要[M].青岛:中国海洋大学出版社,2021.
[17] 李红芳,王晓芳,相云,等.护理学理论基础与护理实践[M].哈尔滨:黑龙江科学技术出版社,2022.
[18] 姜鑫.现代临床常见疾病诊疗与护理[M].北京:中国纺织出版社,2021.
[19] 王霞,李莹,连伟,等.专科护理临床指引[M].哈尔滨:黑龙江科学技术出版社,2022.
[20] 李华.基础护理与疾病护理[M].哈尔滨:黑龙江科学技术出版社,2021.
[21] 杨春,李侠,吕小花,等.临床常见护理技术与护理管理[M].哈尔滨:黑龙江科学技术出版社,2022.
[22] 宁尚娟.现代护理技术与疾病护理[M].哈尔滨:黑龙江科学技术出版社,2021.
[23] 孙善碧,刘波,吴玉清.精编临床护理[M].北京/西安:世界图书出版公司,2022.
[24] 洪梅.临床护理操作与护理管理[M].哈尔滨:黑龙江科学技术出版社,2021.
[25] 纪代红,王若雨.内科临床护理问答[M].北京:科学出版社,2022.
[26] 周晓丹.现代临床护理与护理管理[M].北京:科学技术文献出版社,2021.
[27] 马迪.个性化护理对肺炎患者临床护理效果的影响研究[J].中国医药指南,2022,20(27):135-137.
[28] 林翠娴.精细化护理在异常子宫出血患者中的应用效果[J].微创医学,2022,17(3):394-396.
[29] 邵亚楠,解乃善.精细护理对小儿腹泻患儿护理效果及睡眠质量的影响[J].妇儿健康导刊,2022,1(7):155-157.
[30] 刘娜.分析综合性护理对雾化吸入治疗支气管扩张患者的临床价值[J].中国医药指南,2021,19(24):164-165+168.
[31] 潘静.系统护理干预在慢性胃炎及胃溃疡患者中的应用探讨[J].中国医药指南,2021,19(25):172-174.